大展好書 好書大展

家庭醫學保健

22

蔬菜之王
埃及皇宮菜

飯森薰／著
劉小惠／譯

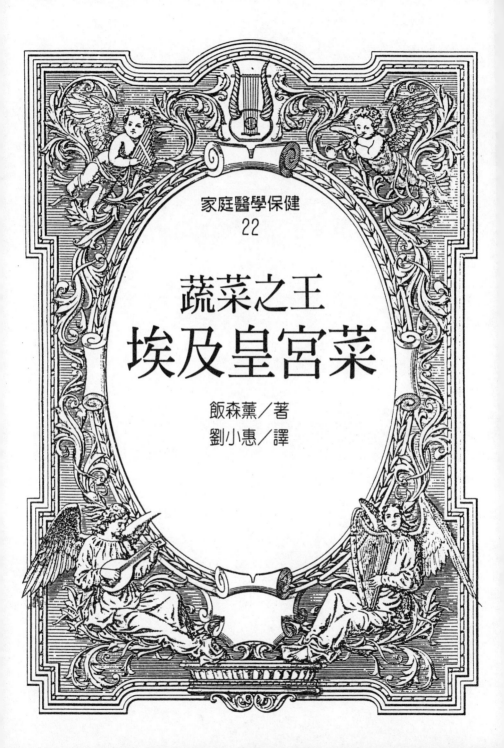

前言

埃及皇宮菜（摩洛里亞）引入國內的時日尚淺，卻以驚人的速度滲透到餐桌上。而且，不只是掀起旋風，消費量逐年成長，全國各地因而積極栽培。各鄉鎮城市陸續栽培埃及皇宮菜。

這個事實到底意謂著什麼？

也就是埃及皇宮菜對於我們的健康真的有好處，這是眾人逐漸了解的事實。

現代由於速食品氾濫，造成營養偏差。到處充斥著公害問題等危害健康的要素。而且，現代社會環境造成壓力積存。我們的身體已經發出了哀號。在這種時代中，希望更多人認識埃及皇宮菜。

希望透過本書能促進各位的健康及家人的幸福。

作者

目錄

第一章　國王的健康蔬菜埃及皇宮菜

第二章　埃及皇宮菜的驚人效果

第三章　在國內也能栽培埃及皇宮菜

第四章 簡單埃及皇宮菜料理

粉

乾燥菜、碎屑

第一章　國王的健康蔬菜埃及皇宮菜

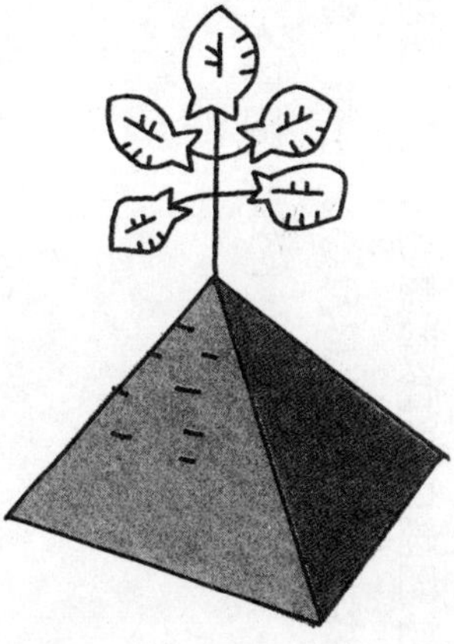

埃及皇宮菜是何種蔬菜？

自古流傳的埃及皇宮菜

近年來，埃及皇宮菜被視為健康蔬菜，引起許多人的關心及喜愛，並擺上餐桌。

埃及皇宮菜原本終年自生於熱帶晴天較多的地區。經由人類栽培的歷史也很悠久，以埃及為主的非洲東北部和中東，即東地中海地方，在古希臘時代就已經開始栽培了。

此外，印度大陸和菲律賓等擁有東地中海氣候的地區也加以栽培。

尤其在埃及，自古埃及時代開始，就將其當成創造元素的蔬菜，眾人稱其為「國王的蔬菜」、「宮廷蔬菜」。從此之後，埃及皇宮菜直至今日都成為代表性的家庭料理，深受世人喜愛。

不只是埃及，菲律賓的伊洛卡諾族也非常重視埃及皇宮菜，認為食用後可以長壽，被視為「神恩賜的蔬菜」。直到今日仍有這樣的傳說。

埃及皇宮菜被當成主食、家庭料理的主角，具有數千年悠久的歷史，是其他蔬菜無法比擬的。

古人由經驗得知，在狂風暴雨中，在豔陽高照的殘酷環境中，具有驚人生命力、在尼羅河畔生長的埃及皇宮菜，隱藏著神秘的力量，並將這個經驗代代傳承。

原本為野生植物的埃及皇宮菜，生命力非常強，屬於可以簡單栽培的植物，這也是它能長時間成為餐桌主角的要因。

埃及皇宮菜的學名為 Corchorus Olitorius，英文名稱為 Jew's mallow。正式說法為雙子葉類、椴科、黃麻屬的一年草雜木。

黃麻屬的主要植物為黃麻。也就是說，埃及皇宮菜是接近麻的植物。生長快速，半年內就能長高為二公尺左右。

主要當成食用的葉，營養價極高，自古以來當成藥味或消毒植物利用，最近發現其對於異位性皮膚炎的藥效與紫蘇類似。

夏季時採摘其葉，應用於家庭料理中。

剁碎時和秋葵和落葵一樣會出現獨特的粘液。這也是它美味的成分。

冬季時味道較差，可利用乾燥保存的材料。剁碎的埃及皇宮菜做成的湯，在埃及的家庭中深受喜愛。其味道配合個人的喜好，在各家庭中都有微妙的差距。就好像日本的味噌湯一樣。所以，埃及的皇宮菜湯可說是埃及版的「媽媽的味道」。

埃及皇宮菜有趣的語源

關於埃及皇宮菜，在埃及有各種傳說。

其中一個傳說，表達出埃及皇宮菜被稱為「國王蔬菜」的特性。國王希望每餐都喝一些湯，而生病的身體逐漸復原了。藉著這個湯之賜，後來終於痊癒了。這個湯當然就是埃及皇宮菜湯。

後來這個湯就稱為「國王的湯」、「宮廷的湯」。而製作這種湯的菜則稱為「皇宮菜」。

埃及庶民有將K的發音發為 Kh 的習慣，也就是會將 mulūkiyya 發音為 mulūkhiyya，成為埃及人聽起來非常親切熟悉的字。埃及文中 mu 的音與 mo 的音接近，

國王蔬菜埃及皇宮菜的語源故事

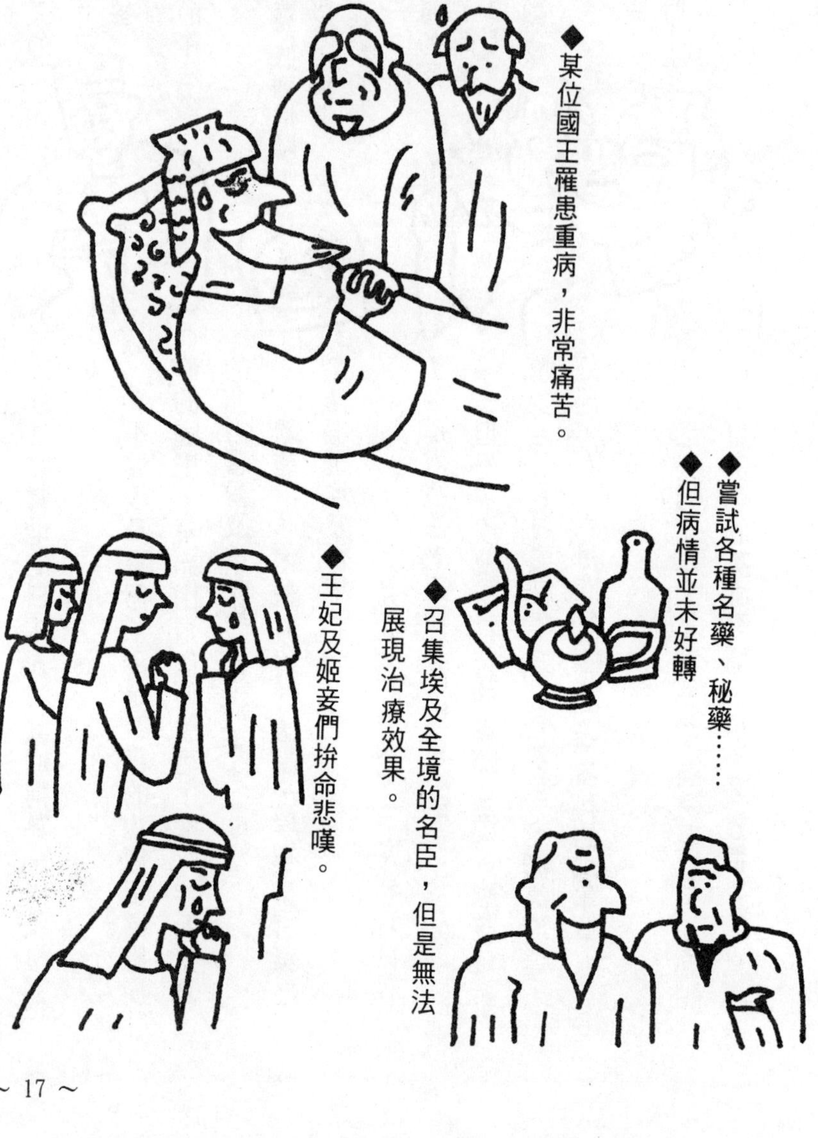
◆某位國王罹患重病，非常痛苦。
◆嘗試各種名藥、秘藥……
◆但病情並未好轉
◆召集埃及全境的名臣，但是無法展現治療效果。
◆王妃及姬妾們拚命悲嘆。

◆就在這時，一位貌不驚人的醫師留下了一個大家從來沒有見過的蔬菜湯的作法後離去。

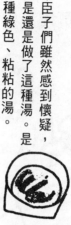

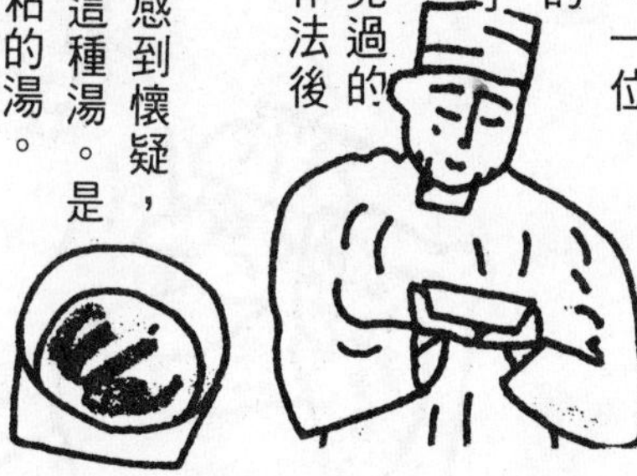

◆臣子們雖然感到懷疑，但是還是做了這種湯。是一種綠色、粘粘的湯。

◆負責試毒的臣子試吃後，認為國王應該也能吃，因此獻給國王。

◆國王也說：「真好喝呀！」全都喝光了。

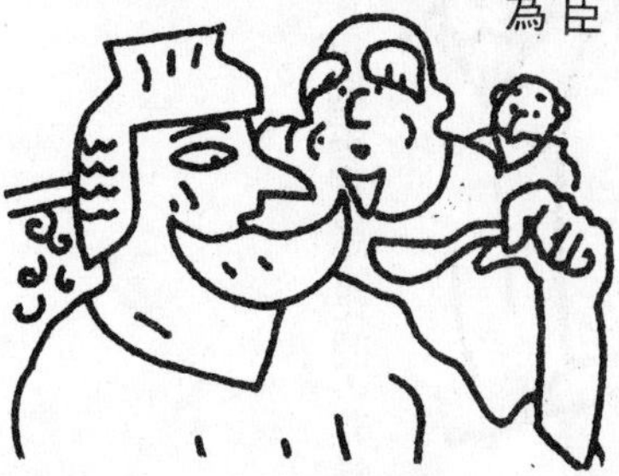

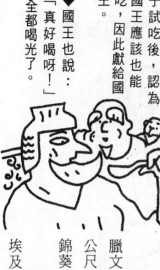

因此住在當地的日本人將其通稱為「埃及皇宮菜」。

不論埃及皇宮菜湯是否真的治癒了罹患疾病的國王，不過由這個傳說可了解，埃及人真的非常喜愛及重視埃及皇宮菜。

隨著這些不斷流傳的傳說，埃及皇宮菜之名傳遍了埃及全境。

埃及人至今仍相信埃及皇宮菜料理的作法，是畫在法老王墳墓的壁畫上的。

但是，埃及皇宮菜的實際語源，應該是希臘文 malachi。希臘文的 malachi 意謂高度達一公尺，五～六月間會開花的錦葵科的越年草——錦葵。

錦葵的拉丁文是 malva，英文為 mallow 。埃及皇宮菜的英文名稱是 Jew'S Mallow（直譯

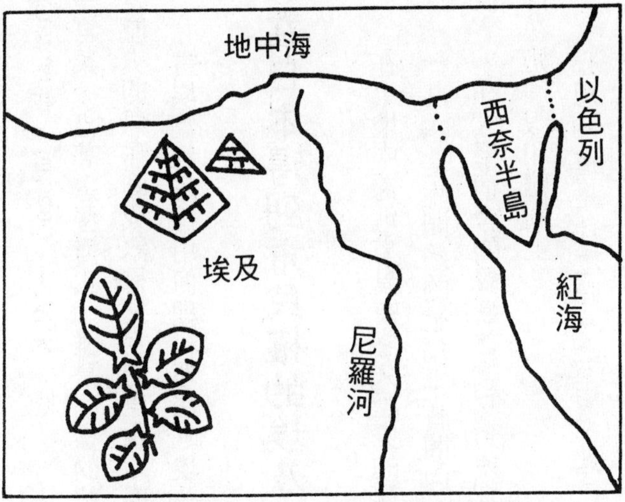

埃及皇宮菜的故鄉、東地中海地方

為猶太錦葵），所以語源為 malachi 應該沒有錯。

為什麼希臘文的 malachi 在埃及卻變成 mulūkiyya 呢？有一個歷史的傳說。

距今一三〇〇年前，阿拉伯人入侵敘利亞，並征服了敘利亞。當時，錦葵和 malachi 這個人經由古敘利亞文傳入阿拉伯。

希臘文錦葵的語根是 MLch（ch 是阿拉伯文中所沒有的音）。而阿拉伯文為了加以對應，因此語根採用 MLk。

先前說過，國王的湯是 mulūkiyya，因此可知阿拉伯文的語根 MLk 意謂著「王權」、「國王」、「所有」。

東地中海地方自古代至中世紀，處於反覆抗爭與和平的歷史中，而錦葵（malachi・MLch）→MLK（國王）→國王的湯（mulūkiya・mulūkhiya）→埃及皇宮菜，沿著這些變化，雖是同樣的植物錦葵，漸漸地變成埃及皇宮菜之名。不論是歷史的惡作劇或語言文字的差距造成的結果，總之，的確非常有趣。

古埃及到底採用何種料理法吃埃及皇宮菜呢？事實不得而知。

在日本得到市民權的埃及皇宮菜

在東地中海地方具有悠久歷史的埃及皇宮菜，近年被當成食用食物引入國內。

一九六二年開始的七年半時間內，停留在開羅的丈夫飯森嘉助（拓殖大學教授），在大學宿舍的餐廳首次吃到埃及皇宮菜。當時，帶有鮮綠色的埃及皇宮菜湯淋在奶油飯和雞肉上。

心想「這是什麼呢？」用湯匙舀了一勺放入嘴巴裡，瞬間覺得「這個不錯喔！」於是每週的星期四午餐時吃一次這道菜，對他而言是一大樂趣。

丈夫停留在開羅的七年半，成為埃及皇宮菜迷，每週一次的埃及皇宮菜湯對他

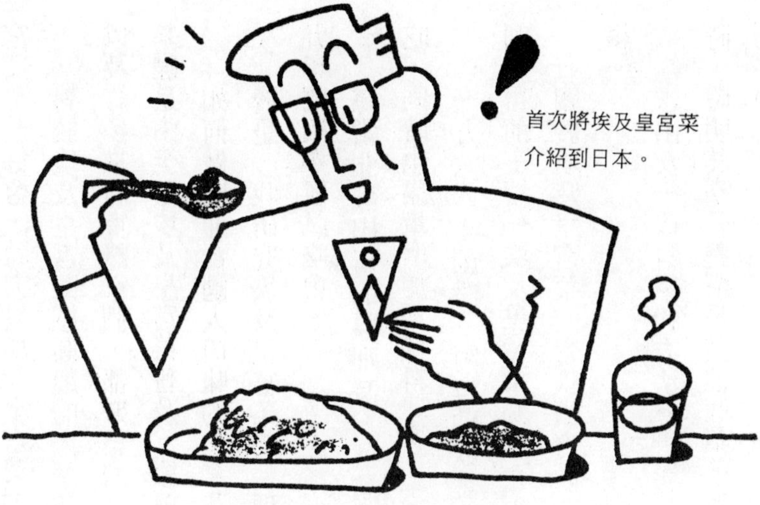

在異國吃到奇異食物的日本人

而言是長久的等待。

丈夫終於發現這個埃及皇宮菜湯，對身體發揮了出乎意料的效果。

丈夫在年輕時就有胃酸過多症的煩惱，吃了埃及皇宮菜之後，症狀不再出現了。

由於親身的經驗，因此十幾年前，丈夫就將埃及皇宮菜介紹到日本。

當成食用蔬菜介紹到日本的埃及皇宮菜，看起來像是異國食物，因此並沒有迅速普及。

幾經波折，才像現在一樣在日本人的飲食生活中占有一席之地。

丈夫歸國後的一九八三年時，和那須宗和及小室卯太郎成立了全國埃及皇宮菜普及協會，致力於埃及皇宮菜的推廣及栽培法的研究。

對於埃及皇宮菜感興趣的大學教授、營養學家、飲食文化研究家、栽培專家，以及許多推廣實踐家們，都聚集到全國埃及皇宮菜普及協會來。埃及皇宮菜普及的基礎是由全國埃及皇宮菜普及，協會所建立的。

如何做出迎合國人口味的皇宮菜料理呢？

於是，我研究埃及皇宮菜的料理，以期能成為迎合國人口味的食物。從一九七九年開始舉辦試吃會。

每當開發出新的料理時，就請全國埃及皇宮菜普及協會的成員及許多人士試吃，同時也盡量增加多種料理。

一九八六年創設「阿拉伯飲食文化會」，在埼玉縣農業振興公設擔任烹調講師，目前主持「埃及皇宮菜協會」，不論公私兩方面都致力於埃及皇宮菜的推廣。

關於埃及皇宮菜的營養價方面，女子營養大學的吉田企世子教授留下了許多功績。

吉田女士以科學的方法分析埃及皇宮菜葉中所含的營養素，於一九七九年九月時，證明其高營養價是其他蔬菜所無法比擬的。

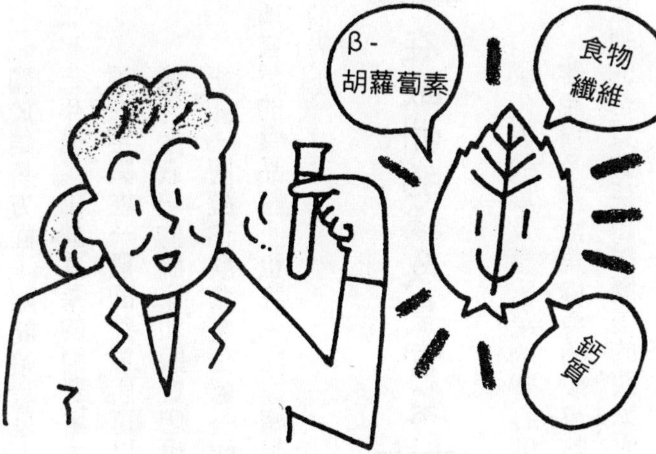

大家都注意到埃及皇宮菜的營養價

尤其是能夠預防癌及成人病的β胡蘿蔔素和食物纖維的含量驚人。而國人容易缺乏的鈣質含量也比其他的蔬菜豐富。

均衡含有各種維他命類，而且含量豐富，值得矚目。

長野縣佐久市農協的指導部長佐久安平，在一九八三年九月，進行埃及皇宮菜的礦物質分析，證明了以上的研究。其報告也非常驚人。

明瞭埃及皇宮菜的營養素分析後，以往對其不表關心或不感興趣的營養學者及醫學家們，也開始注意埃及皇宮菜了。

埃及皇宮菜在日本因而備受歡迎。對於健康極為關心的農家的人對此更是不會放任不管。

日本各地開始栽培埃及皇宮菜。

關於銷售方面，剛開始時是由產地直營的蔬果店和自然食品店等處理。不過近二、三年來，由於此菜的消費者大增，因此銷售店也增加了。

現在不只在一般的蔬果店可以買到，連超級市場也可以買到埃及皇宮菜。

當然，栽培的農家和販賣店也增加了。

正如「阿拉伯飲食文化會」的目標一樣，當埃及皇宮菜在全國的家庭中成為理所當然的食品時，也許『國民總半健康人』、『醫療天國（地獄）』等的評價就會消失了。

在歐洲的埃及皇宮菜

國內對於埃及皇宮菜的關心度日益增高，這的確是不可思議。

雖說埃及皇宮菜協會的成員熱心地努力推廣，不過埃及和日本可說是位於地球表裡的位置關係，以歷史的觀點而言並沒有密切的關係。

而埃及和歐洲諸國則有密不可分的因緣歷史。

埃及位於東西交通的要衝，昔日為世界中心，具有成熟的文化。

但埃及卻一直受歐洲諸國及中東諸國的侵略。事實上在古埃及王國時代起，就已經是侵略及殖民地的歷史了。

侵略、統治埃及的歐洲人，當然知道一般家庭經常吃的埃及皇宮菜。

在殖民地上的樸實飲食內容中，看到吃了埃及皇宮菜而迅速恢復元氣的埃及人，相信歐洲人一定會很佩服「埃及有非常好的食物」，而想將其帶回本國，這種想法是很自然的。但是埃及皇宮菜在歐洲諸國並未占有一席之地，理由何在呢？

像菠菜、洋蔥、蕪菁、茄子、蘆筍、秋葵、豇豆、苜宿等蔬菜，以北非和阿拉伯為原產地。卻能在歐洲占有一席之地，而後流傳全世界。

現在支撐歐洲長期嚴冬的廚房蔬菜，是在面對地中海的南歐和北非所採收的蔬菜。

所以，從飲食生活方面來看，包括東地中海地方在內，北非和歐洲的關係，在紀元之前就已經有密不可分的關係了。儘管如此，埃及皇宮菜卻未在歐洲占有一席之地。

長年以埃及為殖民地而統治埃及的英國，店頭並未陳列埃及皇宮菜。只有在以

埃及皇宮菜無法在歐洲占有一席之地的理由

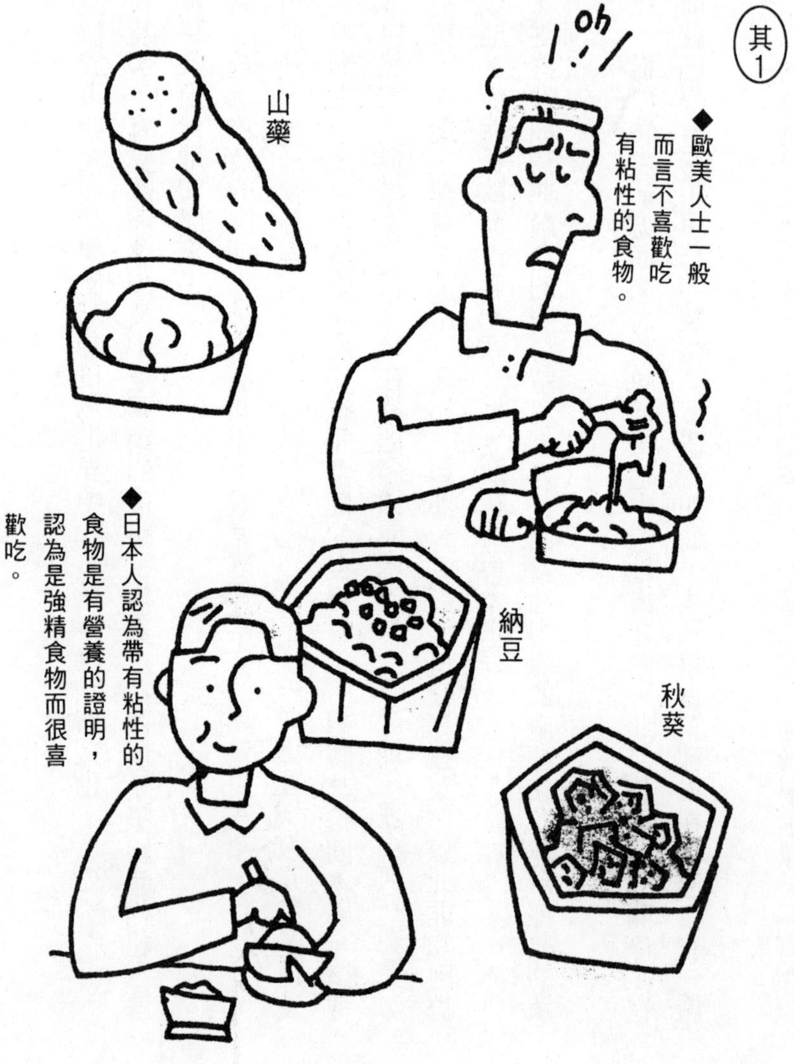
其1
Oh
◆歐美人士一般而言不喜歡吃有粘性的食物。
山藥
◆日本人認為帶有粘性的食物是有營養的證明，認為是強精食物而很喜歡吃。
納豆
秋葵

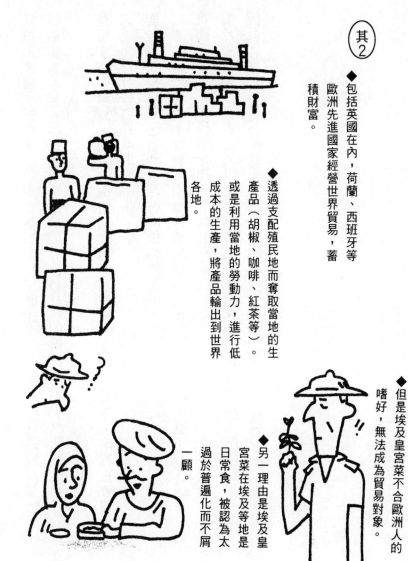

其2

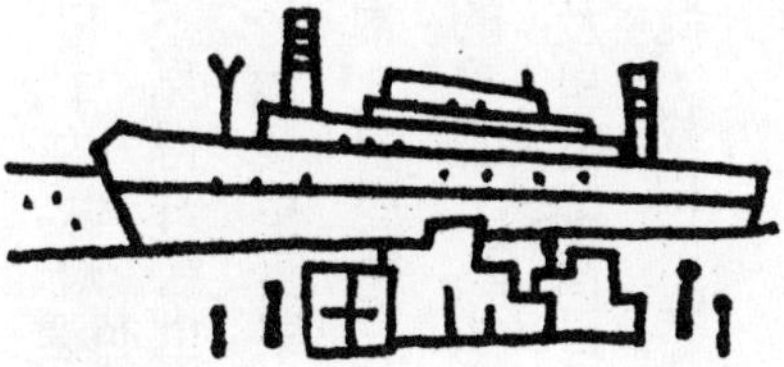

◆包括英國在內，荷蘭、西班牙等歐洲先進國家經營世界貿易，蓄積財富。

◆透過支配殖民地而奪取當地的生產品（胡椒、咖啡、紅茶等）。或是利用當地的勞動力，進行低成本的生產，將產品輸出到世界各地。

◆但是埃及皇宮菜不合歐洲人的嗜好，無法成為貿易對象。

◆另一理由是埃及皇宮菜在埃及等地是日常食，被認為太過於普遍化而不屑一顧。

阿拉伯後裔子孫和逃亡的塞普洛斯人為主要顧客的店中才販賣這種蔬菜。

每個國家中都有一般食品。大都是基於長久的國民歷史中反映特殊嗜好的食物。

像日本的味噌湯、納豆、醃漬菜、梅乾等日本的食物，日本人吃起來覺得很美味，但不見得符合世界眾人的口味。

對於埃及皇宮菜，當然也存有同樣的情況。

日本人對於納豆、秋葵、山藥等帶有粘性的食物並沒有抵抗感，而且認為這是有營養的證明，為強精的食物，所以很喜歡吃。

埃及皇宮菜在日本之所以能迅速普及，原因在於它符合日本人的嗜好。

因此，我相信埃及皇宮菜應該不是暫時掀起旋風的食品，今後將可在日本紮根。

備受矚目的高營養價

維他命及礦物質含量超群

埃及皇宮菜是生命力極強的植物，相信各位已經了解這一點。一般而言，生命力強的植物具有非常高的營養價值。

現在在國內可以吃到的明日葉和落葵等，都是生命力極強的植物，營養價極高。

關於埃及皇宮菜方面，雖然知道它擁有強的生命力，不過直到最近才知道它的營養價。自古以來就知道埃及皇宮菜存在的歐美人，卻不明白它的營養價值，事實證明歐美人非常輕視埃及皇宮菜。十幾年前丈夫將埃及皇宮菜介紹到日本時，並進行科學法的營養分析，才揭開了它的神秘面紗。

先前談及，丈夫根據自己的經驗，知道埃及皇宮菜對身體很好，但是不知道它具有何種營養，只知道這種綠色的粘性物質一定含有營養。

神奇的健康蔬菜

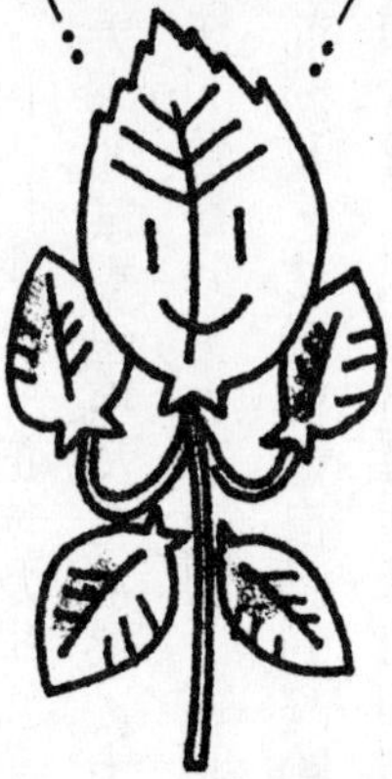

丈夫和我得到同志的協助，在日本成功地栽培埃及皇宮菜的這一年，委託女子營養大學進行埃及皇宮菜的營養分析。這是一九七九年的事情了。當時進行的是埃及皇宮菜的維他命類的分析，報告在同年九月提出。

數值非常驚人，連進行分析的女子營養大學的教授們都非常驚訝。

與其他蔬菜比較的埃及皇宮菜的營養價，如三十一頁所示。

參看後便可知道分析出來的營養素，具有極高的數值。

尤其最近，因為能夠防癌及抑制老化而備受矚目的β—胡蘿蔔素（維他命A換算值）及維他命B_1、維他命B_2等，現代人所需的營養成分，比其他任何蔬菜的數值還高。

四年後委託長野縣食品衛生協會分析礦物質成分。

一九八三年九月發表分析結果，其報告和營養分析同樣的令人驚訝。

鈣質和鉀的含量與其他蔬菜相比時，含有量超群。磷含量僅次於花椰菜，鐵質

主要蔬菜的營養價值

（相當於 100g）

種類＼項目	胡蘿蔔素	A效力	維他命 B_1	維他命 B_2
埃及皇宮菜	10826 μg	6015 IU	0.72mg	4.95mg
明日葉	3700	2100	0.10	0.24
花椰菜	720	400	0.12	0.27
南瓜	850	470	0.10	0.08
青江菜	1500	830	0.04	0.09
荷蘭芹	7500	4200	0.20	0.24
秋葵	340	190	0.13	0.10
菠菜	3100	1700	0.13	0.23
胡蘿蔔	7300	4100	0.07	0.05

種類＼項目	維他命C	鉀	磷	鈣	鐵
埃及皇宮菜	62mg	920mg	98mg	410mg	2.7mg
明日葉	55	540	65	65	1.0
花椰菜	160	530	120	49	1.9
南瓜	39	370	37	24	0.6
青紅菜	29	320	33	130	1.1
荷蘭芹	200	810	55	190	9.3
秋葵	16	320	60	95	0.6
菠菜	65	740	60	55	3.7
胡蘿蔔	6	400	36	39	0.8

埃及皇宮菜是根據長野縣食品衛生協會，其他數值則根據「四訂日本食品標準成分表」。

※因栽培地、栽培方法不同，數值多少有些差異。

含量僅次於荷蘭芹和菠菜。

營養價及礦物質含量都居於領先地位的蔬菜，以往根本沒有出現過。

所以，埃及皇宮菜真可稱為「神奇的健康蔬菜」。

埃及皇宮菜含有豐富的β—胡蘿蔔素

藉著營養價分析和礦物質含有量分析，得知埃及皇宮菜含有豐富的控制人類生物體機能的各種維他命、礦物質及食物纖維，而且含量均衡。

維他命方面如胡蘿蔔素，礦物質方面如鈣質含量豐富，是其他蔬菜無法匹敵的。

以下就β—胡蘿蔔素成分認識埃及皇宮菜。

蔬菜分為黃綠色蔬菜及淡色蔬菜。一般而言是以蔬菜的顏色區分。黃綠色蔬菜是指蔬菜中β—胡蘿蔔素含量較多的蔬菜。

黃綠色蔬菜中，以一百公克食品中，β—胡蘿蔔素含量為六百微克（〇・六毫克）以上者，稱為有色蔬菜。黃綠色蔬菜與淡色蔬菜相比，維他命和礦物質的含量較多。黃綠色蔬菜中，一些稱為有色蔬菜的蔬菜上述成分的含量更多。

主要的類胡蘿蔔素

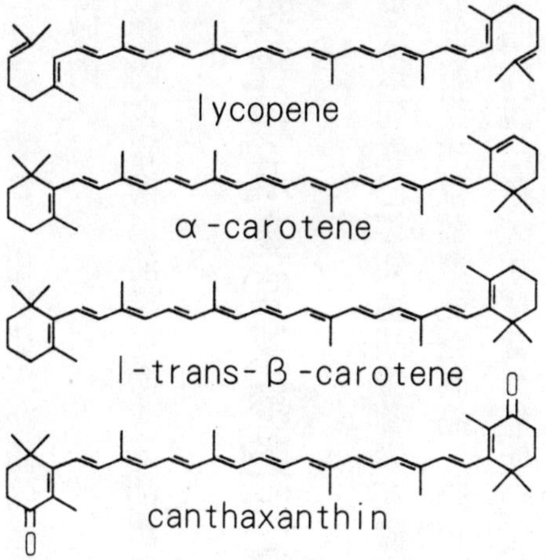

國人一天必須吃三百公克以上的蔬菜，其中一百公克以上必須是黃綠色蔬菜。

黃綠色蔬菜藉著葉綠素等的作用，能成為淨化血液的食物。

以下以新的觀點，從新認識黃綠色蔬菜。

含有豐富β—胡蘿蔔素的黃綠色蔬菜，具有抑制老化及癌症的作用。

β—胡蘿蔔素是類胡蘿素色系的一種。

天然的類胡蘿蔔素如上圖所示，分為α—胡蘿蔔素、β—胡蘿蔔素、番茄紅素及 **canthaxanthin** 四種。

一般而言，胡蘿蔔素在體內會轉

換為維他命A（前維他命A）。

番茄中含量較多的番茄紅素和 canthaxanthin 不具有維他命A效果。此外，α—胡蘿蔔素並非左右對稱的，因此在體內只能形成一分子的維他命A。三分之二的β—胡蘿蔔素在體內能轉換為維他命A，剩下的β—胡蘿蔔素直接貯藏在體內。

在體內會轉換為前維他命A的胡蘿蔔素，事實上是指β—胡蘿蔔素。

早晚吃埃及皇宮菜能夠防癌

很久以前就已經知道胡蘿蔔素在體內會轉換為維他命A。最近發現胡蘿蔔素能夠制癌、防止老化，對於感染菌具有強力的抵抗性……。專門的說法是，胡蘿蔔素能使免疫細胞活性化，同時抑制脂肪的氧化，因此具有前記的效果。

這些研究成果發表時，含有許多胡蘿蔔素的「胡蘿蔔汁」在市場上市，相當受歡迎。但埃及皇宮菜以前和含有許多胡蘿蔔素的荷蘭芹及胡蘿蔔相比較時，發現含

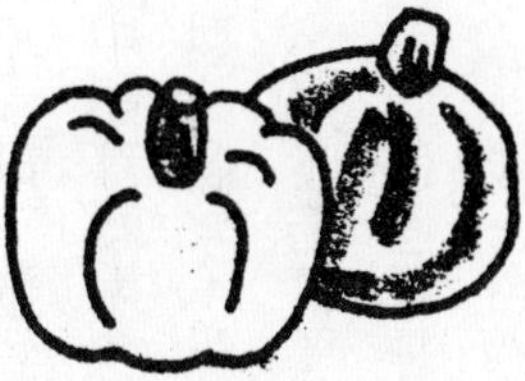

2個南瓜

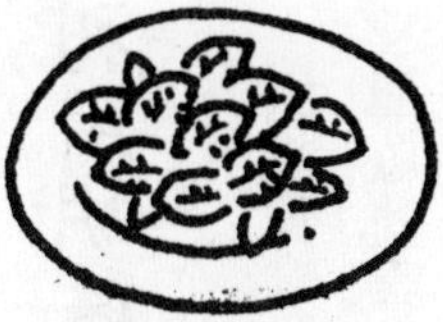

7個花椰菜

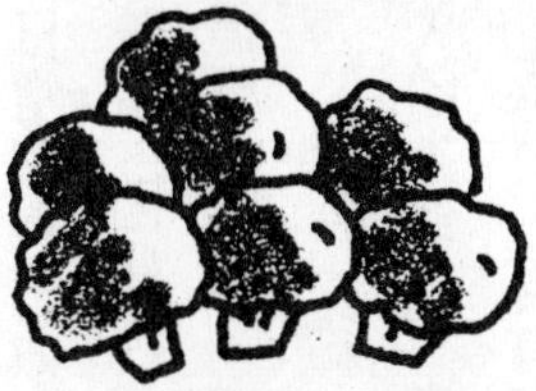

1盤埃及皇宮菜

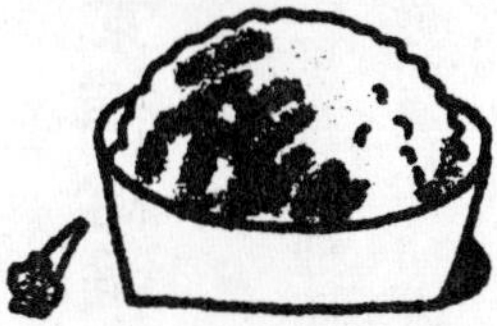

1臉盆的荷蘭芹

你能吃多少呢？

量多一・五倍。

和其他蔬菜比較時，為菠菜、明日葉和落葵的三倍，與同樣帶有粘性的秋葵相比時，多了約三十倍。

為了防癌，一天必須攝取十五毫克的胡蘿蔔素。

這些胡蘿蔔素如果從單一蔬菜中攝取，以埃及皇宮菜而言，約需一三〇公克。

但是如果由其他蔬菜中攝取，例如胡蘿蔔，假設因調理而造成的損失部分為零時，也必須吃二百公克（普通大小時為一根半）。如果從含有量與胡蘿蔔相同的荷蘭芹中攝取時，大約要吃一臉盆的量。利用菠菜攝取時，必須攝取四八〇公克。

以下雖然不是日常飲食生活中能夠攝取到的量，但是為了具體表示埃及皇宮菜中胡蘿蔔素含有量豐富，因此提出來做比較，供各位參考。南瓜需要一・八公斤（中型二個）、花椰菜需要二公斤（中型七個）。

番茄需要三・八公斤（大約一箱），秋葵需要四・四公斤……。

這些都是會使人陷入消化不良的量。

唯一超過埃及皇宮菜，含有豐富胡蘿蔔素的蔬菜，就是紫蘇葉（必要量一百公克）。但是，一片約重一公克的紫蘇葉，每天可能吃一百片嗎？

利用胡蘿蔔素補給維他命A

胡蘿蔔素在體內具有何種作用呢？

胡蘿蔔素被稱為前維他命A，在體內會以一定的限度轉換為維他命A。

首先探討維他命A的必要性。

維他命A是脂溶性維他命，具有不溶於水的性質。

含有維他命A的主要蔬菜

食品名	I. U. /100g 中
埃及皇宮菜	6, 015
紫　蘇	4,800
荷蘭芹	4,200
胡蘿蔔	4,100
辣　椒	2,900
落　葵	2,000
艾　草	2,000
茼　蒿	1,900

相信很多人都知道，一旦缺乏這種維他命時，在黑暗處會出現視力不佳、罹患夜盲症的疾病。

再缺乏時就會罹患角膜乾燥症及角膜軟化症等眼睛諸症狀，最惡劣的情形是失明。

經由電視轉播，我們可能會看到開發中國家或處於戰亂狀態下的國家中，出現因為營養障礙而失明的嬰幼兒，這些就是因為缺乏維他命A所引起的。

除了眼睛的疾病外，維他命A缺乏會使成長停止、皮膚乾燥，毛根部分角質化而形成小塊，稱為毛孔性角質化症或魚鱗癬。

對於呼吸器官及消化器官粘膜也會造成不良影響。而且容易感冒。

維他命A有上皮保護維他命之稱，具有抑制皮膚症狀的作用。

此外，由於對於細菌傳染的抵抗力轉弱，因此容易受各種傳染病的侵襲。

維他命A是創造健康的必須營養素。

維他命A在肝油、奶油、內臟、蛋黃、鰻魚中的含量較多。

但是，能溶於油脂卻不溶於水，因此攝取過剩會形成問題。

由於維他命A不溶於水，過剩攝取時，無法隨著汗和尿液排泄到體外。過剩的維他命A溶解於油脂中、蓄積在肝臟。會導致肝功能減退，成為脂肪瘤的原因。但是，前維他命A胡蘿蔔素所有必要量在體內會轉換為維他命A，在這一點上可以安心。

為補給維他命A，攝取植物性營養素胡蘿蔔素較好。

蔬菜中最高值的維他命B_1

每天上班時，可發現有很多人在車上打盹。

維他命B_1缺乏時，即使睡眠足夠，但是總覺得身體倦怠、毫無理由地焦躁、容易生氣，而且記憶力也有減退的傾向。

六〇%以上的國人缺乏維他命B_1，因此看到車上有許多打盹的人，證明的確是缺乏維他命B_1。

維他命B_1在人體內具有何種作用呢？

食物的三大營養素為蛋白質、脂肪及碳水化合物。

蛋白質主要用來製造身體，脂肪和碳水化合物則當成維持生存的熱量使用。

脂肪和碳水化合物不會直接轉換為熱量。為使脂肪轉換為熱量，需要維他命B_2的力量；為使碳水化合物轉換為熱量，則需要維他命B_1的力量。

當維他命B_1缺乏時，碳水化合物無法轉換為熱量，會成為脂肪蓄積在體內。

此外，酒和糖分、澱粉分解時，也需要使用大量的維他命B_1。每天的飲食以白米飯為主食、飯後甜點或點心吃甜食，晚上又喝點小酒時……。

身體當然就會發出缺乏維他命B_1的哀號。

健康人的血液中，維他命B_1的濃度平均為十γ%（一γ為百萬分之一公克），如果為六γ%以下時，就形成缺乏狀態。維他命B_1缺乏時，會引起著名的腳氣。

含有維他命A的主要蔬菜

食品名	mg/100g 中
埃及皇宮菜	0.72
蠶豆	0.35
毛豆	0.32
荷蘭芹	0.20
四季豆	0.15
蘆筍	0.13
秋葵	0.13
紫蘇	0.12

但是，維他命B_1缺乏時所引起的疾病不只是腳氣而已。

維他命B_1是在肝臟、心臟、腎臟、腦等人類的中樞部分大量蓄積的維他命。

一旦不足時，當然這些重要的部位就會產生機能減退諸症狀。

肝臟缺乏維他命B_1時，碳水化合物無法轉換為熱量，會變成脂肪蓄積在肝臟。最後形成可怕的脂肪肝。

此外，如果經常缺乏時，會造成體溫降低、食慾減退，最後會出現一種神經症狀，也就是麻痺或痙攣。有時甚至會危及生命。

已經視為過去疾病的腳氣病，最

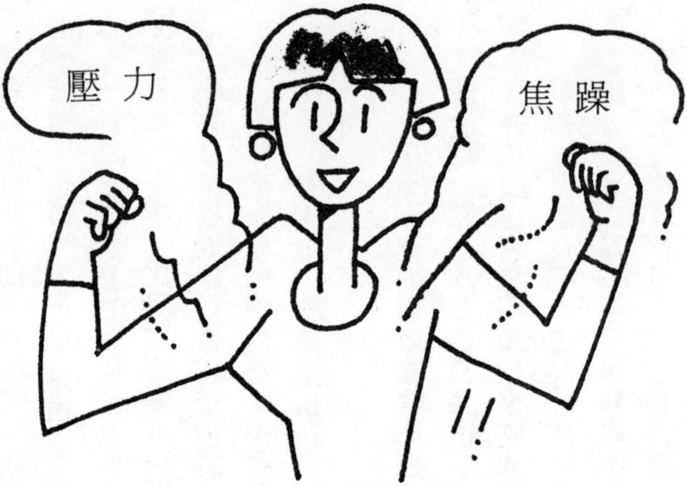

吃埃及皇宮菜消除焦躁吧

近又有急增的趨勢。飲食生活豐富後卻又引起腳氣病，的確令人覺得不可思議。

有維他命B_1寶庫之稱的胚芽被去除，而成為精白米，以精白米為主食，加上很多點心及清涼飲料等甜食，忽略了均衡營養的飲食，就是缺乏維他命B_1的原因。

維他命B_1含量較多的食品，首推米、麥胚芽。其次為豬肉、鰻魚、鱈魚子、蛋黃、牛乳等動物性食品中含量較多。

植物性食品方面，以花生和大豆中含量較多。所以，靠蔬菜類補充維他命B_1似乎很困難。

但是，埃及皇宮菜則完全不同。

看四十頁的表即一目瞭然。以往我們知道的含有維他命 B_1 的蔬菜是荷蘭芹、菠菜、蘆筍、秋葵，埃及皇宮菜與這些蔬菜相比時，其含量多達三～六倍。

一百公克埃及皇宮菜中所含的維他命 B_1 的量，與全部食品比較時，發現比牛乳和蛋黃多了許多，比豬肉和鰻魚稍微少一些。雖然是蔬菜，卻具有神奇的力量。

光靠蔬菜攝取維他命 B_1 很困難，不僅是因為蔬菜中缺乏維他命 B_1，而且維他命 B_1 是水溶性維他命，不耐熱、不耐鹼，為容易遭到破壞的化合物。

在調理過程中，維他命 B_1 在一分鐘內就會流失五〇％，煮三分鐘時會流失八〇％。

想要毫不浪費地攝取維他命 B_1，必須生吃或炒來吃，或是連煮汁一起喝下。

關於這一點，埃及皇宮菜占了優勢。

因為埃及皇宮菜不論炒來吃或做成湯、煮來吃都可以。可說是全能型蔬菜。

現代人不論在自然環境、居住環境或工作環境中，都充滿壓力。

壓力導致焦躁，不只是精神的焦躁而已，在現代也成為內臟惡化的原因之一。

多吃一些埃及皇宮菜度過這個壓力時代吧！

埃及皇宮菜的維他命 B_2 含量豐富

將碳水化合物轉換為熱量不可或缺的是維他命 B_1，而將脂肪轉換為熱量不可或缺的是維他命 B_2。

缺乏維他命 B_2 時，會造成成長停止、嘴唇發紅乾燥（口角炎或口唇炎）、舌頭變成紅色（舌炎）。耳垂下方和鼻翼出現皮膚炎（脂漏性皮膚炎）、脫毛，眼睛會引起特殊的角膜炎。

維他命 B_2 在米、麥胚芽、酵母、肝臟，以及牛乳、蛋黃、雞肉及魚貝類、內臟中含量較多，黃綠色蔬菜及海藻、香菇中含量也很多。

維他命 B_2 一天的必要攝取量為一・二毫克。

「為補給維他命 B_2，多喝牛乳較好。」

經常聽人這麼說。二百 CC 牛乳中所含的維他命 B_2 量為〇・三毫克，為一天必要攝取量的四分之一。

而埃及皇宮菜中的含量則更多。一百公克的埃及皇宮菜中所含的維他命 B_2 為

含有維他命 B_2 的主要蔬菜

食品名	mg/100g 中
埃及皇宮菜	4.95
辣　椒	0.37
紫　蘇	0.32
花椰菜	0.27
荷蘭芹	0.24
明日葉	0.24
蠶　豆	0.23
菠　菜	0.23

四·九五毫克，是牛乳所不及的。

同樣要滿足一天的必要攝取量，必須攝取將近一ℓ的牛乳。如果選擇埃及皇宮菜，只要吃二十五公克就足夠了。以經濟的觀點來看，何者較划算，即已一目瞭然。

比較蔬菜中維他命 B_2 的含有量，各位就更清楚了。

黃綠色蔬菜中維他命 B_2 含有量較多的有花椰菜、荷蘭芹、明日葉、菠菜等，和埃及皇宮菜相比時，後者的含量多達二十倍。

維他命 B_2 與 B_1 同樣是水溶性維他命，雖然是水溶性維他命，卻具有耐熱的性質。即使煮三分鐘，損失量只達二〇％。因此，不必擔心維他命B_2的調理方法。不過，它對光非常敏感，因此必須注意保存方法。

如果將生葉放在會直射到陽光的地方時，維他命B_2會大量遭到破壞。

埃及皇宮菜料理盡可能做好後立刻吃掉。調理後不要放置太久。

維他命C含量比橘子更多

有「美容維他命」之稱的維他命C，對於斑點、雀斑、皺紋有效，是女性非常關心的維他命。

維他命C在埃及皇宮菜中的含量也很多，其含有量不亞於柑橘類和哈密瓜。

維他命C缺乏之時，由於毛細血管的破壞而引起出血，造成壞血病。最近，美國的普林格博士研究發現維他命C具有驚人的力量。

普林格博士基於臨床實驗的結果，發現維他命能預防感冒等感染症，有助於消除壓力，而且，在防癌上也能發揮驚人的效果。

維他命C是對付癌的新英雄，目前，和胡蘿蔔素同樣的備受矚目。

含有維他命C的主要蔬菜

食品名	mg/100g中
荷蘭芹	200
花椰菜	160
落葵	80
蕪菁	75
菠菜	65
埃及皇宮菜	62
馬鈴薯	23
胡蘿蔔	6

此外，維他命C具有製造體內細胞間質的重要作用，不只是皮膚，對於製造良質的肌肉和骨骼，也是不可或缺的物質。

植物性食品中所含的難以吸收的鐵質，只要藉著維他命C的作用，就會變成容易吸收的型態。

一百公克埃及皇宮菜中，維他命C的含有量為六十二毫克。一天所需量為五十毫克，因此，只要吃半束市售的埃及皇宮菜就足夠了。

但是，維他命C容易氧化，加熱或長時間暴露在空氣中時，就會不斷減少。

維他命C進入體內後，如果因為

抽煙或酒喝得太多，也會立刻減少。尤其是煙，抽一根煙會破壞二十五毫克的維他命C。此外，過剩壓力及運動導致的肉體疲勞，也會使維他命C遭到破壞。

因此，抽煙的人及因為運動或睡眠不足而肉體劇烈疲勞的人，必須盡可能多攝取維他命C。有些學者甚至說，現代人至少需要五百毫克的維他命C。

即使攝取過多維他命C也無害，因此可以盡量利用埃及皇宮菜，創造健康生活。

鈣質含量在蔬菜中最高

國內的土壤因為是由灰山灰地覆蓋，所以土壤中缺乏鈣質。飲水中缺乏鈣質，因此由健康面考量，的確令人感到困擾。

談及鈣質，大家首先想到的就是骨骼。事實上鈣質缺乏者容易骨折。最近，兒童較常發生骨折的情形，就是因為吃了太多含有破壞鈣質成分的速食品，鈣質不足的問題非常明顯。

進行生產這項重要工作的女性，在停經後鈣質大量缺乏，因此骨骼像浮石一樣，罹患「骨質疏鬆症」的人很多。

含有鈣質的主要蔬菜

食品名	mg/100g 中
辣椒	640
埃及皇宮菜	410
小油菜	290
蕪菁	230
紫蘇	220
落葵	200
荷蘭芹	190
艾草	140

鈣質被吸收後，九九%儲存在骨骼。剩下的一%進入血液中，與心臟等肌肉的收縮有關，給予神經刺激，使荷爾蒙分泌順調，保持血液濃度。

精神的疲勞和肉體的疲勞使得血液中的鈣消耗掉時，血液中的鈣濃度為了保持正常，就必須從骨骼中溶出蓄積的鈣以補充。

因此，如果怠乎鈣的補給，骨骼很容易形成浮石的脆弱狀態。

鈣質由骨骼中溶出，補給到血液中，一旦溶出的鈣質無法再蓄積到骨骼內。一旦溶出到血液中的鈣質會被排泄掉。因此，我們必須經常持續補給鈣質。

鈣質的人體一天所需量為六百毫克。

補給鈣質的方法首推牛乳等乳製品（奶油、乳酪、酸乳酪等）較佳。一百cc牛乳中大約含有二百毫克的鈣質。

的確是高濃度。而一百公克的埃及皇宮菜中，卻含有四一〇毫克的鈣質，是牛乳所不及的。

小魚和牛骨粉是鈣質的寶庫。但是不容易被吸收。

活用埃及皇宮菜，不僅能補給礦物質，也能充分補給鈣質。

埃及皇宮菜是礦物質的百貨店

埃及皇宮菜中不僅含有先前所介紹的維他命和鈣質，同時也含有豐富的鐵、鉀、磷，以及植物纖維等。

鐵質與血液中的血紅蛋白的形成有密切關係，具有將氧送到身體各處的重要作用。鐵質缺乏之時，首先會引起貧血症狀。而氧的供給量減少，細胞的熱量燃燒會出現毛病，身體所有的機能會因而停滯。

含有鐵質的主要蔬菜

食品名	mg/100g 中
荷蘭芹	9.3
艾草	4.3
菠菜	3.7
小油菜	3.0
埃及皇宮菜	**2.7**
蠶豆	2.7
芥菜	2.2
蕪菁	1.9

尤其女性有生理的出血等，所以與男性相比容易缺乏鐵質，因此一定要充分補給鐵質。

含鐵質較多的食品，就是肝臟和豆腐，黃綠色蔬菜中的含量也很多。

含鐵質較多的黃綠色蔬菜，包括荷蘭芹、艾草、雞兒腸、番杏、小油菜、辣椒葉以及菠菜等，其中我們熟悉的就是菠菜。

但是，埃及皇宮菜中也含有很多鐵質，僅次於菠菜。

經常吃埃及皇宮菜，就可以消除貧血的煩惱。

鉀不像鈣質和鐵質，是我們常意識到的礦物質。但是在體內卻和鈣搭

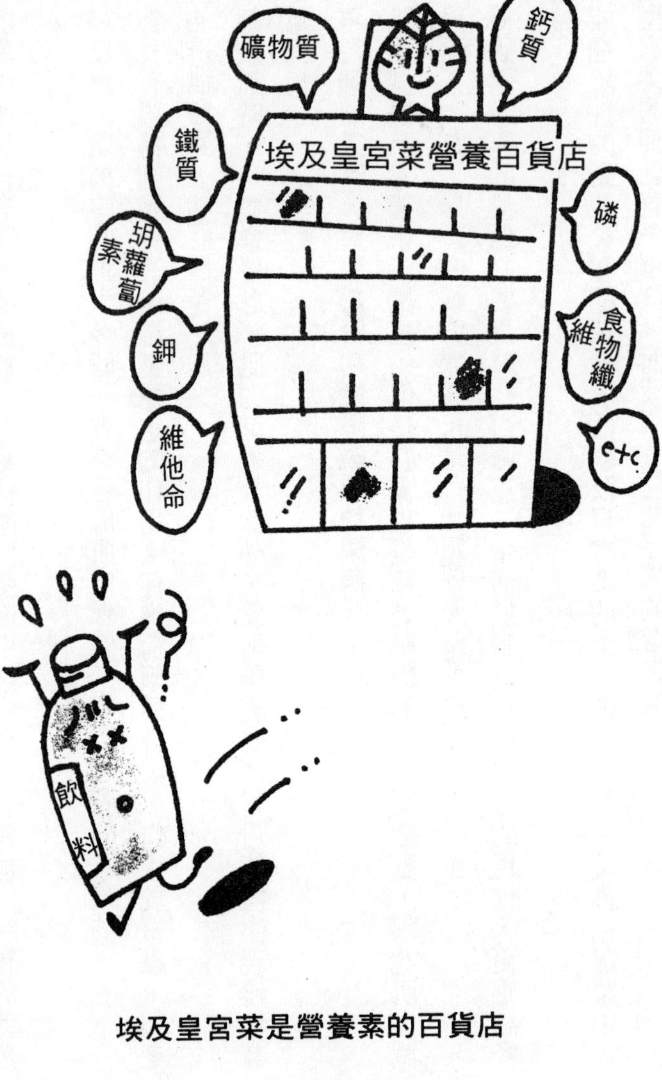

埃及皇宮菜是營養素的百貨店

配，具有保持肌肉的功能，維持正常的作用。

肌肉中如果含有過多的鈣質，就會持續緊張而引起痙攣。能夠加以緩和的就是鉀。

相反地，肌肉中的鉀太多時，就會造成肌肉鬆弛，加以調整的就是鈣。

鉀具有維持細胞內液滲透壓穩定的作用，促進荷爾蒙分泌，作用於腎臟，與老廢物的排泄有關，功能極多。

鉀缺乏時，身體會倦怠。肌力減退。此外，反射神經麻痺，可能會出現慢性貧血和頭痛。

再持續缺乏時，會引起腎功能障礙或糖尿病。

肌力減退時看起來不嚴重，但是心臟也是藉著肌肉的功能而活動，因此肌力減退就麻煩了。為了保持心臟的機能正常，一定要充分補給鉀。

據說鉀一天的最低必要量為八百毫克。生活於容易積存壓力的現代，更應該多攝取。

能補給鉀的是韮菜和胡蘿蔔。而埃及皇宮菜的含量則多二倍。黃綠色蔬菜中，埃及皇宮菜的鉀含有率超群。而菠菜及荷蘭芹等的含量次之。

埃及皇宮菜中也含有很多磷，對於迎向高齡化社會的現代而言當然備受矚目。

磷和鈣同樣的，對於製造骨骼而言能夠發揮作用，存在於腦和肌肉中，具有使其機能維持正常的作用。

由此可知，埃及皇宮菜擁有各種營養素及豐富的礦物質，而且含量均衡。連綜合營養劑都比不上。

同時，最近備受矚目的食物纖維，在埃及皇宮菜中的含量也和其他營養素同樣非常豐富。

食物纖維是消除便秘及減肥食品，近年來深受年輕人歡迎。同時食物纖維也能預防成人病、大腸癌及結腸癌，因此備受矚目。

能抑制血液中的糖分和中性脂肪上升，提高消化機能，加速體內毒素的排泄。

埃及皇宮菜含有豐富之消毒的胡蘿蔔素，以及趕走毒素的食物纖維。

各種埃及皇宮菜食品

埃及皇宮菜在國內迅速普及。同時，埃及皇宮菜的加工品及食品也陸續開發上市了。包括乾燥埃及皇宮菜在內、營養補助（強化）食品、以埃及皇宮菜為基礎的民間茶、醃漬菜、速食湯、以及混入粉末的麵類、豆腐、蒟蒻、香鬆、點心等，利用範圍非常廣泛。

埃及皇宮菜的粉末沒有澀味，擁有美麗的綠色，看起來賞心悅目，可應用在任何食品上。目前已經有一些商品上市了。

今後，隨著埃及皇宮菜價值的提高，相信商品會不斷增加。這些加工食品中所含的埃及皇宮菜的比例，不到整體量的三％，但是對於討厭吃蔬菜的孩子，及抽煙、喝酒的人而言，的確十分必要。

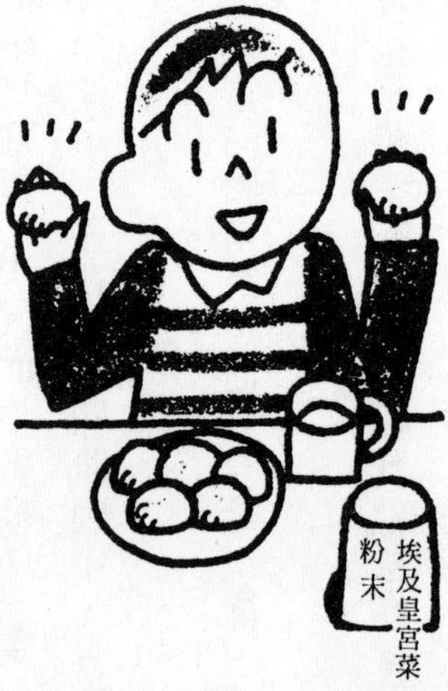

第二章　埃及皇宮菜的驚人效果

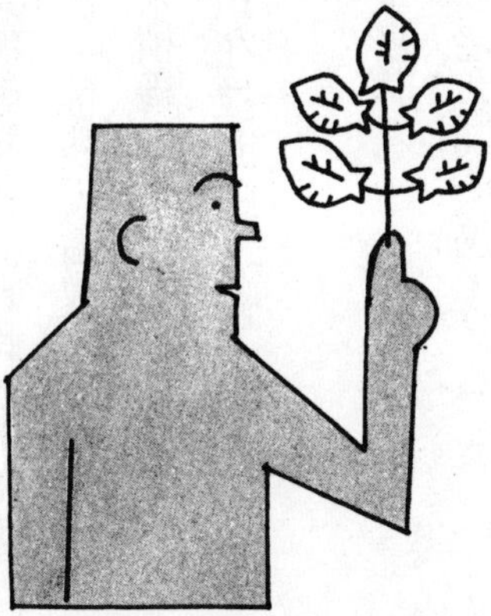

利用埃及皇宮菜提高自然治癒力

埃及皇宮菜具有驚人的營養價，而且含有神奇的礦物質，因此效用廣泛。

傳說中，埃及國王利用埃及皇宮菜治癒了重病。很多人攝取埃及皇宮菜，在不知不覺中治好了疾病。為了治療疾病，也許應該要積極地攝取埃及皇宮菜。

介紹到國內的時日尚短的埃及皇宮菜，目前正在推廣中。吃了埃及皇宮菜而恢復健康的人很多。很多人因而寫信來致謝。

最近，有些醫生也會建議患者積極攝取埃及皇宮菜。

埃及皇宮菜的效用不勝枚舉，據說有助於抑制老化及防癌。

「對於老化及癌能夠發揮效果，對於其他疾病應該也……」，我確信這一點。

接觸來自全國各地的醫師及體驗者的報告，讓我對於埃及皇宮菜的驚人效用更感驚奇。

本章將介紹攝取埃及皇宮菜而創造了健康的眾人之體驗談及感謝信，同時藉此追蹤埃及皇宮菜的效用。

疾病與健康‧古今中外名言集

「人體原本具有治療疾病的手段。如果相信醫術、不需要依靠自然就能得到力量的人，是無知者。」

希波克拉提斯（古希臘哲學家、醫生）

「有人長壽、有人短命。並非天奪壽命。而是人自己縮短了壽命。」

書經（中國古典）

「我只是稍微幫助靠自己的力量活著的人。」

扁鵲（中國古代醫家）

「疾病是由病人自己治好，醫師只是得到報酬而已。」

法國俗諺

「養生要訣在於『少』這個字。少食、少眠、少思。」

貝原益軒（江戶時代的儒者。『養生訓』作者）

「無事時莫用藥。」

杉田玄白（江戶時代的蘭學醫）

「疾病是由每天食物錯誤所造成的，認真地飲食就不會生病。」

石塚左玄（明治時代的食養家）

β—胡蘿蔔素能延遲老化

「為什麼會老化呢……」

希望永遠年輕的願望是人類永遠的課題。當然，這是永遠無法解決的問題。不過，最近許多科學家和醫學家努力研究，終於揭開了老化的神秘面紗。

老化是由活性氧的作用所造成的。

活性氧讓人覺得是使用產生活力的氧，事實並非如此。它是會腐蝕食我們的身體的毒。活性氧在大氣污染或放射線等環境下會出現，抽煙、喝酒及肉食過剩時也會造成活性氧。精神打擊也會使活性氧發生。

我們的身體是由無數細胞所構成的。每個細胞都有細胞膜覆蓋。

細胞膜是由蛋白質和脂質（主要為磷脂質與膽固醇）製造出來的，用以保護細胞內容物。

但是因為細胞膜含有不飽和脂肪酸，因此具有容易氧化的性質。

細胞膜一旦氧化時，原本柔軟的膜硬化，細胞分裂機能減退，營養很難被細胞

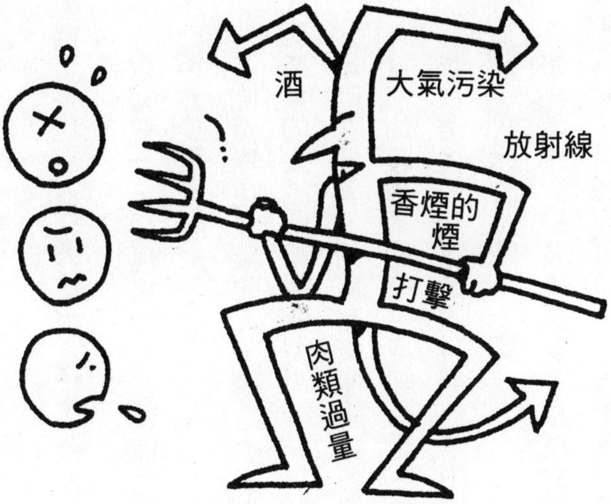

活性氧會攻擊健康的細胞

吸收。

也就是說，細胞膜的品質降低，使細胞本身失去活性，造成身體的健康狀態惡化。

活性氧會攻擊脂質、蛋白質、核酸等維持人類生命所需要的分子，也就是生物體高分子，因而造成細胞損傷。

結果產生各種疾病，並且走上致癌及老化之路。

老化是由對於進入體內的活性氧加於防止的好酵素，SOD酵素（超氧化歧化酶）或負責免疫細胞活性化的β－胡蘿蔔素等的處理作用，決定老化的狀態。

換言之，由進入體內的活性氧總量及SOD酵素＋β－胡蘿蔔素等消毒成分的總量，決定老化的快慢。

為防老化，與其使用維他命A還不如攝取胡蘿蔔素

根據統計，發現攝取較多黃綠色蔬菜的人與不攝取黃綠色蔬菜的人相比較時，死亡年齡差距十歲。

不吃黃綠色蔬菜的人，壽命少十歲。亦即會提早老化。不僅不吃黃綠色蔬菜且光吃肉食的人，則差距更大。

原因在於β－胡蘿蔔素能防止各細胞膜氧化。

β－胡蘿蔔素能使免疫細胞活性化，原因在於它能防止淋巴球膜的脂質氧化。

世界著名的胡蘿蔔素研究者平山雄博士，認為「不攝取胡蘿蔔素而吸煙，就好像服用『痴呆促進劑』一樣」。

平山博士對於黃綠色蔬菜和癌的關係進行世界規模的調查，而其研究發表得到國際肯定，獲得WHO（世界衛生組織）獎及美國癌協會獎。獲得許多獎勵的他，堪稱胡蘿蔔素研究的第一人。

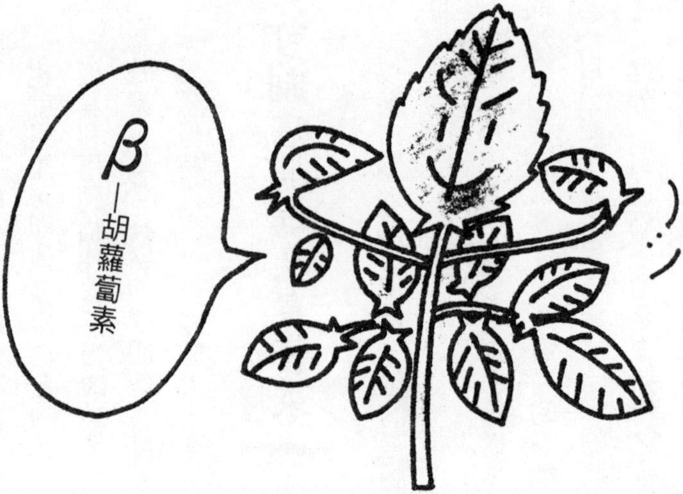

吃埃及皇宮菜充滿元氣

博士是發現胡蘿蔔素效果的世界先驅研究者。他認為要維持健康，首先要過著營養規律的飲食生活，而且要多攝取胡蘿蔔素、多吃黃綠色蔬菜。

想要健康長壽，就必須防止在體內會發揮毒作用的活性氧的侵入。因此，首先必須戒煙、不要喝太多酒、避免攝取過多酸性食品。

此外，必須多攝取黃綠色蔬菜，多攝取β—胡蘿蔔素。

β—胡蘿蔔素是存在於植物性食品中的營養素，只會將身體必要量轉換為維他命A，不會出現維他命過多的毛病。

沒有轉換的β—胡蘿蔔素會直接保存在體內，發揮防止老化的作用。

也就是說，即使攝取再多的β—胡蘿蔔素，也是有益無害的。

與其利用動物性食品攝取較多的維他命A，還不如利用黃綠色蔬菜多攝取β—胡蘿蔔素，就營養素的機能性而言，就維持健康的觀點而言，才是較好的作法。

希望保持健康、青春的人，含有豐富β—胡蘿蔔素的埃及皇宮菜能夠幫助你。

可制癌的埃及皇宮菜

以前占國人死亡率第一位的是腦中風等循環器官的疾病。這幾年來則以癌居首位。

國人每三人中有一人罹患癌症，每四人中有一人會因癌症而死亡。不論罹病率或死亡率都非常高。因此對癌的恐懼心增強，就算因為其它疾病而倒下時，也會認為「自己是不是罹患了癌症」，因此而心存絕望的人不少。

此外，對於癌患者是否要告之罹患癌症，也是一大社會問題。

在癌症中，國人以罹患胃癌及子宮癌占壓倒性多數。不過最近有了變化，以肺

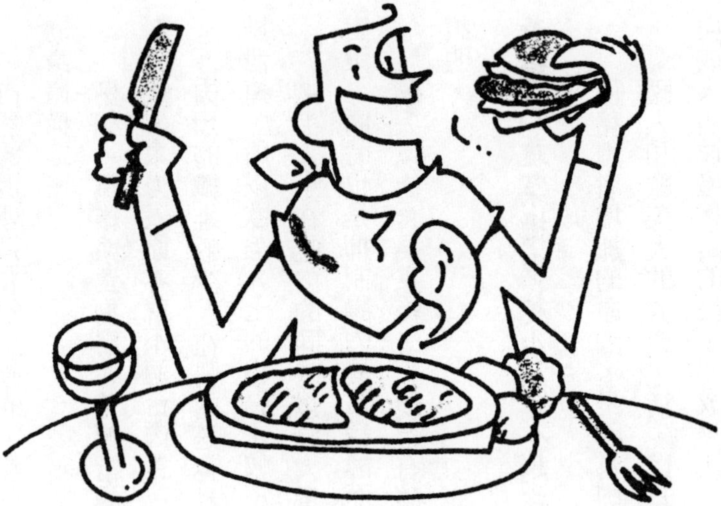

在急遽歐美化的飲食生活中，埃及皇宮菜是非常重要的食品

癌、肝癌、大腸癌等歐美型的癌急速增加。

原因在於國人飲食生活的變化。

國內的飲食型態急速歐美化，以往以菜食為主的飲食生活變成以肉食為主的高蛋白、高熱量食，並以此為主流。

高蛋白、高熱量食文化看起來像是豐饒的象徵，但是卻忽略了蔬菜類。尤其煮物等傳統食品逐漸不見了。

東方人包括國人在內，傳統上是以蔬菜為主的飲食生活。蔬菜類也就是纖維系列的食物在腸中是不容易引起異常發酵的食物。

自然的道理是非常正確的，在悠久的歷史中，每個民族都創造出配合飲食生活的身體構造。

例如，纖維系食物需要花較常的時間慢慢消化，因此國人的小腸比歐美人的長二公尺。東方人原本就不適合肉食。

肉類的纖維較少，在腸內是容易引起異常發酵的食物。因此，必須盡可能迅速排泄掉，所以歐美人士的小腸比較短。

歐美人士在吃肉的同時也會大量攝取蔬菜，這是消除因纖維不足而引起的便秘對策，同時也是抑制腸內異常發酵而產生的生活智慧。

國人以肉食為主後，大便帶有酸味、惡臭，這就是小腸太長而引起異常發酵的證明。

黃綠色蔬菜攝取越少的人越容易罹患癌症

便秘患者增加的原因，是因為肉食的飲食生活的影響。

國人和歐美人的飲食生活，以及身體構造的差異如先前所述。而肉類的消耗量與成人病及慢性病的發生率成正比。癌的情形也相同。

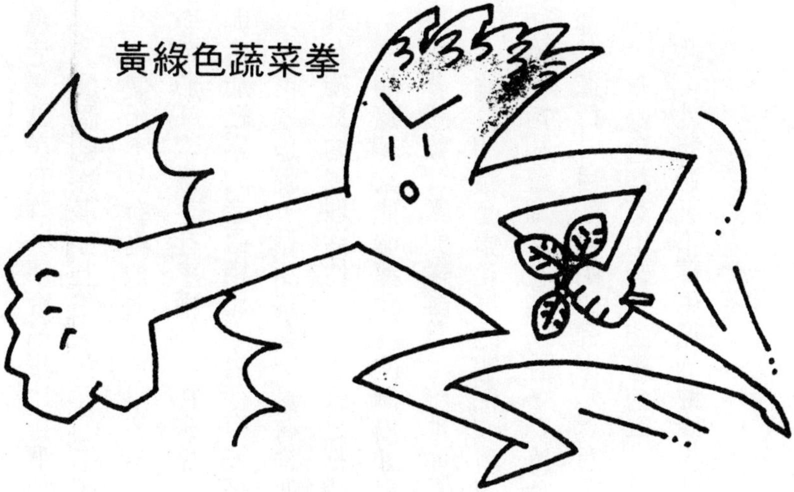

利用黃綠色蔬菜擊倒癌症

對於癌，目前仍有許多不明瞭的部分，癌研究目前仍在發展中。現階段已了解攝取過多動物性蛋白質及動物性脂肪容易導致癌症。

蛋白質中尤其是完成度較高的動物性蛋白質和脂肪，藉著腸內細菌的作用會轉換為致癌物質或致癌促進物質。

包括癌在內，為了抑制成人病和慢性病的增加，現在呼籲「多吃蔬菜」、「重新評估黃綠色蔬菜的價值」、「攝取營養均衡的飲食」之聲四起。

癌患者血液中的胡蘿蔔素非常少。胡蘿蔔素攝取較少的人容易罹患癌症，歐美有許多研究者提出這個研究報告。

這個見解事實上在一九五〇年代時，就已經由瑞典的研究者發表了。

使用不具有維他命A效果的番茄紅素做研究，發現「感染不良細菌的老鼠經投與番茄紅素後生存率極高。在事先投與番茄紅素的老鼠體內移植癌細胞時，與未投與番茄紅素的老鼠相比，生存率較高」。

也就是說，類胡蘿蔔素具有維他命A所沒有的臨床效果。證明類胡蘿蔔素本身具有獨特的生理活性，這的確是劃時代的研究。

胡蘿蔔素能發揮獨特的制癌效果，對於這個見解有的人感到懷疑。也許應該說是藉著胡蘿蔔素與纖維質、維他命C相輔相成的作用而發揮制癌效果。

關於胡蘿蔔素和癌的關係，科學方面的理論證明有待今後的研究。現階段已經知道包括胡蘿蔔素在內，許多黃綠色蔬菜能抑制癌的發病，即使罹患癌症時也能延遲其進行。目前經由研究得知具有這二種作用。

黃綠色蔬菜中含有胡蘿蔔素、纖維質、維他命C豐富的埃及皇宮菜，只要多吃一些，就能過著不罹患癌的健康生活。

對便秘有卓效的食物纖維

表示體調良好時，我們經常使用「快食、快眠、快便」的說法。這是簡潔地表示生活習慣良好的說法。飲食、睡眠及排便是人類維持生存的基本要件，任何一項出現異常時，人體就失去正常性。

罹患高血壓和動脈硬化症的人，便秘會使血壓上升，必須注意。有時排便時會引起腦中風發作。對於肝臟和膽囊系的疾病也會造成不良影響。

排便次數減少，三天到一週才排便一次的狀態稱為便秘。不過因人而異，有的人十天才排便一次，或是二、三週才排便一次。

便秘狀況在興奮或感覺不安的精神緊張時，或是運動不足時，或是出外旅行而生活環境產生變化時、服用對於排便會造成不良影響的藥物時，會暫時出現便秘現象。

問題不是這種暫時性的便秘。

長期間頑固出現的持續慢性便秘才是問題。醫學上稱為「機能性便秘」。這個機能性便秘又分為「弛緩性便秘」與「痙攣性便秘」。

普通的一般性便秘，在喝水或吃東西時，胃和大腸受到急速刺激時，就會產生便意。

但是，「弛緩性便秘」的反射作用遲鈍，不會直接產生便意。

即使產生便意，如果因為不方便而無法排便時，便意就會消失。偶爾排出的糞便是又硬又粗的，因此很多人會罹患痔瘡。

「痙攣性便秘」則是由於大腸痙攣，糞便阻塞，造成腹部疼痛、便秘、下痢交互出現的症狀。主要原因據說是壓力所引起的。排出的糞便是一顆

○消除便秘，度過難受的冬天

玉田邦子（五十四歲，北海道旭川市）

吃埃及皇宮菜已經三年了。夏天時調理生葉來吃，不論任何季節都攝取顆粒食品。

長年來我有常習便秘的煩惱，經常使用埃及皇宮菜後，從這種痛苦中解放出來了。糞便不再堅硬，能夠舒適地排便。

此外，我從秋天到冬天時手腳會發紅皸裂，也是一大煩惱，但是這些症狀現在已經消失了。真是感謝埃及皇宮菜之賜。

顆的，通稱為兔糞。

羅患「弛緩性便秘」而使用瀉藥時，便秘會暫時消除，但是「痙攣性便秘」則不能使用瀉藥。

總之，便秘與運動不足或食物攝取方式不平衡（纖維質不足），或壓力等有關。

此外還有腸天生過長的先天性異常或疾病所引起的便秘。

讓身體毫不勉強地治好便秘，攝取食物纖維是最好的方法

羅患便秘的人，經常排便較少，但是因為沒有嚴重的自覺症狀，因此不認為是一種疾病。

但這是錯誤的想法。一旦形成便秘時，糞便中的不良成分（毒）會隨著血液循環，這個血液會循環全身。

因此，肌膚乾燥、頭痛、頭重的現象出現了，而後食慾不振，最後會造成內臟等諸器官的機能減退。

所以，有的醫生說「便秘是萬病之源」。

暫時性的便秘只要喝冰水或牛乳（「痙攣性便秘」者不可以喝冰的飲料）就能

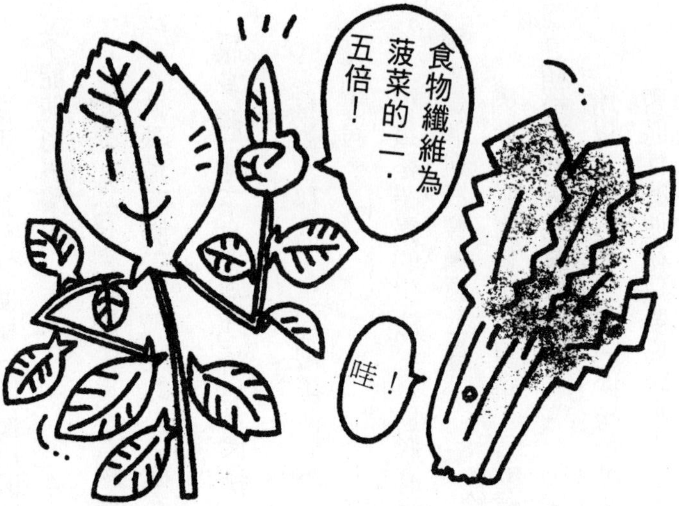

黃綠色蔬菜能為滯留在體內的糞便帶路

輕易消除，但是如果是慢性時，就不可以這麼做。

慢性便秘大都是由於纖維質缺乏所引起的。

如果攝取了很難消化的纖維質，在體內會吸收水分而膨脹，刺激密生於大腸內壁的皺褶（纖毛）而產生便意。

只吃纖維質較少的食物時，當然無法刺激腸內的纖毛，就會引起常習性便秘。

第一章敘述過，多攝取含有豐富食物纖維的食物是必要的，其理由就在於此。

食物纖維的重要性得到日本厚生

省的認可，因此改定「日本人的營養所需量」，攝定食物纖維的最低攝取量一天為二〇～二五公克（一九九四年三月二十五日）。

含有豐富食物纖維的食品，包括洋粉、乾羊栖菜、昆布等海藻類、大豆、小紅豆、芝麻、糙米等豆類和穀物類，以及蒟蒻，黃綠色蔬菜也包括在內，蔬菜類中也含有豐富的食物纖維。

蔬菜中像青椒、薑、蘘荷、蘿蔔葉、菠菜、茼蒿、高麗菜等，食物纖維的含量較多。

但是，埃及皇宮菜中所含的食物纖維比這些蔬菜更多，為菠菜的二・五倍。吃埃及皇宮菜，短時間內就能消除便秘。這類的報告經常可見。

對於便秘有效的食物纖維，也能發揮預防肥胖、糖尿病、高血壓症及大腸癌等的效果。請利用埃及皇宮菜充分補給食物纖維吧！

治療胃腸病需要正確均衡的營養

消化器官的中心當然是胃腸。而肝臟和胰臟將獨自的消化液送到腸內幫助其功能，並參與消化作業。

消化器官的主要機能包括消化、吸收、排泄等。

消化器官產生毛病時，這些作業就會受阻，全身的營養供給就會停止。因此會覺得不愉快、諸器官活動力減退，對於疾病的抵抗力也會減弱。

這些消化器官的疾病，我們一般稱為「胃腸病」。

胃腸病的種類很多，原因和症狀不同，治療法也不同。在此探討引起消化器官的基本原因和對策。

麻煩的胃腸病的原因整理敘述如下：

⊙腸手術後的經過不良

奧山富江（八十歲。北海道士別市）

六年前進行手術取出腸息肉。後來又出現小的息肉，也取出了。

其後服用醫院的藥物，但是體調一直不好。此時知道埃及皇宮菜的存在。我想既然是蔬菜，沒有副作用的問題，因此開始吃。

後來體調逐漸好轉。我想「這一定是埃及皇宮菜之賜」，因此停止服用藥物，改採取服用埃及皇宮菜顆粒食品。

藉此，腸狀況良好、體調也非常好。

關於食物方面：①過食過飲、②偏食、③營養不均衡，尤其是維他命B類的缺乏、④酸性食品攝取過多、⑤有害食品添加物的累積等。

精神要素包括：①精神疲勞、②精神不安、③壓力過剩、④自律神經失調、⑤生活環境劇變等。

此外，還有①肉體疲勞、②運動不足、③脊椎亞脫臼、④吸煙過多、⑤藥品的副作用等。

最近胃腸病的特徵，是甚至連年輕層也罹患了胃腸病，以前是到了某種年齡後才會罹患胃腸病，但現在的情況不同了。而且同一家族罹患相同胃腸病的例子以前也不曾發生。

其原因應該是飲食生活紊亂或壓力所造成的。營養偏差、維他命及礦物質不平衡，成為酸性體質，不只是胃腸病，也可能會罹患其他疾病。

先前敘述過，埃及皇宮菜含有均衡的營養及礦物質，是理想的蔬菜。也含有豐富的維他命B群。具有保持體液呈弱鹼性的重要作用。

胃腸病並不是由單一原因，而是由複合的要素所引起的，所以基本上需要綜合的對策。經常食用埃及皇宮菜，就能當成預防胃腸病的一大武器。

治療肩膀痠痛，首先要淨化血液

肩膀痠痛是肩膀的肌肉僵硬苦重，有時候肩膀周圍僵硬的症狀。肩膀痠痛的症狀劇烈時，活動肩膀就會覺得非常疼痛，無法扭轉脖子、食慾減退、情緒低落，出現各種不快症狀。

普通的肩膀痠痛不是疾病，幾乎都是疲勞造成的單純肌肉痛，藉著按摩或泡澡促進血液循環就能痊癒。

至於慢性肩膀痠痛症，一定要找出原因才行。

因為慢性肩膀痠痛症而去看醫師時，發現心臟病或胃腸病的例子並不少。慢性肩膀痠痛症大都是因為身心疲勞及壓力蓄積所造成的。像動脈硬化症、高血壓症等心臟系列的疾病和肺結核、肋膜炎等肺臟系列的疾病，及各種胃腸病、風濕、婦女病等都是原因。即使身體沒有不適，年紀大了之後也會出現這種情形。

其原因，雖說是身體疾病的反應，可能也是單純年齡所造成的，也可能是因為血液循環停滯，肩膀出現淤血，老廢物和毒素蓄積而引起的。

這時，如果不治療身體的疾病，就無法根本治療肩膀痠痛。

促進血液循環，去除老廢物和毒素，就能減輕肩膀痠痛，也能改善疾病。

就營養面而言，促進血液循環的基本方式，就是充分攝取蛋白質、維他命B群及鈣質。有助於去除老廢物的就是食物纖維及葉綠素。

由這個意義而言，大豆及大豆加工品等良質蛋白質必須補充，同時也要攝取黃綠色蔬菜。

黃綠色蔬菜中，尤其埃及皇宮菜，含有各種豐富的成分，可

⊙治癒低血壓症及失眠症

中山登世子（六十八歲，高知縣高知市）

我長年因低血壓症和便秘症而煩惱。即使服用藥物，也是暫時好轉，立刻又會恢復原狀。

最近，在別人的建議下開始服用埃及皇宮菜顆粒。覺得非常好，因為是植物，所以能安心攝取，經過一段時間後，覺得症狀好轉了。

長年罹患疾病，再加上有失眠的傾向、體力衰弱，藉此能消除這些症狀，我當然會覺得非常高興。

我抱持著痊癒的希望，今後還要持續服用埃及皇宮菜。

說是最適合當成肩膀痠痛對策的食品。

當然不只是飲食方面的考量，還必須活動肩膀、散步、做輕微的運動，利用溫浴以溫熱身體、促進血液循環也很重要，有時還需要膏藥和濕布藥。

高血壓的理想預防食

循環的血液加諸血管的壓力，就稱為血壓。

壓力有高有低，心臟送出血液（收縮）時為最高，心臟接受血液（擴張）時為最低。稱為最高血壓、最低血壓。

血壓太高、太低都不好。收縮血壓為一二〇左右，舒張血壓為七十左右最好。

收縮血壓隨著年齡的增長有上升的傾向，一般判斷方法是年齡加上九十為平均數值。而舒張血壓則與年齡無關，以九十以下為標準。

標準數值以上的血壓持續出現時，稱為高血壓症。基準是收縮血壓一六〇以上，舒張血壓九十五以上。

此外，舒張血壓九十～九五的人，稱為境界性高血壓者，可能會罹患高血壓症。

高血壓症本身不是可怕的疾病，但是可能會因而引起腦中風、心臟病、腎臟病等，這才是可怕之處。

高血壓不一定會出現症狀。有時沒有症狀，因此要多注意。

一般的自覺症狀有頭痛、頭重、頸部和肩膀痠痛、頭昏眼花、心悸、呼吸困難、耳鳴等。

容易出現症狀的高血壓症，是因為疲勞、過度飲酒或是有擔心的事情、壓力等原因而使血壓暫時上升的「機能性高血壓症」。

另一方面，大都沒有自覺症狀，通常是在做團體健康檢查才發現，屬於原因不明的「本態性高血壓症」。

⊙治癒高血壓症和過敏

山內盛市（六十歲，琉球縣宜野灣市）

三年前開始每天吃生葉。

以前罹患高血壓症，有嚴重的高血壓症的煩惱，開始吃過了半年後症狀好轉。

此外，我罹患過敏性皮膚炎，以前手掌會出現濕疹化膿，每當和他人握手時，都會猶豫不決。

現在將埃及皇宮菜當晚餐食品，每天吃四百公克，手漸漸恢復了健康。

我感到非常高興。

對於「機能性高血壓症」，就是要從擔心的事或不安感、恐懼感中解放出來，過規律正常的生活，擁有充足的睡眠，盡可能不要焦躁、生氣。冬天的防寒對策和適度的運動也有效。

經診斷為「本態性高血壓症」時，必須定期進行各種血液及尿液檢查、眼底檢查、心電圖、胸部X光及腎機能的檢查等，盡早發現高血壓症所引起的各種毛病。

有些人會利用降壓劑使血壓下降，但是副作用極強，一定要慎重。

對於高血壓症及動脈硬化症能發揮驚人效果的埃及皇宮菜

高血壓症是由於遺傳、生活環境、天候寒冷等條件而引起。以下探討高血壓症與最重要的飲食生活的關連。

關於高血壓症，首先必須注意的是鹽分攝取過多的問題。鹽分中含量較多的鈉，具有使血壓上升的作用。

鹽分攝取過多時，身體要求水分。水分攝取過多則對腎臟造成多餘的負擔，成為血壓上升的原因。

動物性脂肪和甜食中所含的膽固醇，會促進動脈硬化症而使血壓上升。膽固醇

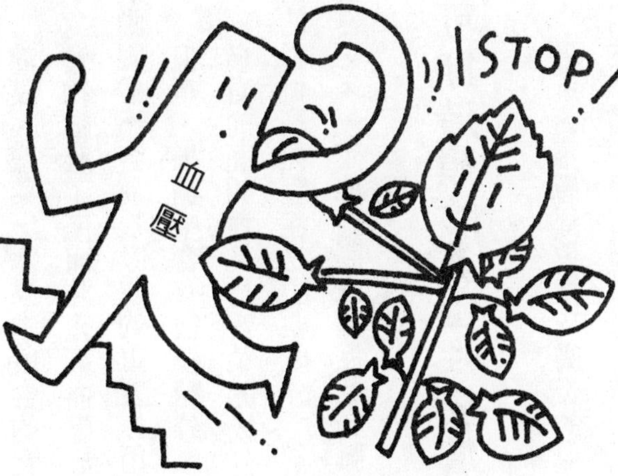

埃及皇宮菜能將上升的血壓降下來

含量較多的食品包括雞蛋、花枝、蝦、貝類、魚子類（鹹魚子、鱈魚子、乾青魚子）。

大家從以前就知道高血壓症和動脈硬化症的預防及對策是，攝取蔬菜、水果及海藻類。

這些食品中含量較多的鉀，具有排泄鹽分中鈉的作用。成人一天約需要四公克的鉀。如果超出攝取量時，則自動溶解到尿中而排泄掉，這時會和鈉一併排出。

此外，蔬菜、水果中所含的維他命C的化合物，也會使膽固醇轉換為容易排泄掉的型態。對於高血壓症有不良影響的壓力，維他命C也能發揮效果。

維他命C和P，和維他命E，同樣的能使血管柔軟，且具有鞏固血管的作用。

海藻、蔬菜、水果中所含的食物纖維，的確是非常重要的成分。

食物纖維不僅可防止高血壓症的原因之一——便秘，同時能作用於腸壁，具有使膽固醇不容易被吸收的重要作用。

但是，果糖中含有很多糖分，所以依賴水果並不好。

參看前面的埃及皇宮菜的成分表（三十頁），可知埃及皇宮菜中均衡地含有豐富的對付高血壓症之必要成分。當然，減鹽的飲食是必須的。如果平日能活用埃及皇宮菜，一定能對高血壓症及動脈硬化症發揮優良效果。

可期待預防異位性皮膚炎

最近，罹患異位性皮膚炎的兒童急增。根據某大學醫院皮膚科的統計，前往皮膚科的患者中，占壓倒性多數的疾病就是異位性皮膚炎。

即使很多人罹患異位性皮膚炎，但是異位性皮膚炎的治療法目前仍未明確。

異位性皮膚炎可說是一種文明病。這個疾病可追溯至羅馬帝國時代，隨著物質文明的發達而不斷增加，最近有激增的趨勢。

異位性皮膚炎的直接原因過敏原，包括後述的各種食物，以及灰塵、塵蟎等。

居住在鋼筋水泥等氣密性較高的住宅中，鋪著地毯，家具擁擠陳列，而且在室內飼養寵物……，因此塵蟎的發生率極高，具備完善的發病條件。

此外，車輛排放的廢氣中所含的二氧化氮，本身不是過敏原，但是進入體內後卻有增強過敏反應的作用。

⊙利用埃及皇宮菜使臉上的顆粒消失

廣田靜子（五七歲，東京都世田谷區）

皮膚較弱的我，從三年前開始愛用埃及皇宮菜。

將二小匙埃及皇宮菜的粉末混入酸乳酪飲料中，每天飲用，效用極佳，令我感到很驚訝。

每天早上喝了之後，一整天都擁有光滑的肌膚。如果有一陣子不喝時，臉上又開始長出顆粒和濕疹。為了美容，我非常需要埃及皇宮菜。

此外，藉著埃及皇宮菜之賜，即使罹患感冒，半天就能痊癒。

處於這種環境中，異位性皮膚炎急增。可說是一種文明病。

異位性皮膚炎有各種不同的症狀，光看皮膚的發炎症狀很難加以判別。像潮濕的濕疹，一顆顆隆起的濕疹、皮膚糜爛、毛細孔長顆粒、皮膚乾燥等，症狀非常多樣。

但是，容易罹患異位性皮膚炎者的特徵非常顯著。

其中之一是體質。天生具有異位性皮膚炎體質的人，容易罹患異位性皮膚炎。異位性體質也算是一種過敏，大都是遺傳所造成的。即使不進行特別的檢查，只要看家族，尤其父母是否為過敏體質就可以瞭解了。

另一個特徵是皮膚的性質。容易罹患異位性皮膚炎的人，大都擁有異位性皮膚。異位性皮膚就是毛細孔部位乾燥，屬於油脂成分較少的乾燥性皮膚。對於外界刺激的抵抗力較弱，過敏原很容易由皮膚侵入。

蔬菜中所含的鈣能有效地預防異位性皮膚炎

以飲食生活而言，引起異位性皮膚炎的三大過敏原，就是蛋、牛乳、大豆。此外，還有各種香料、穀類的微粒蛋白等。

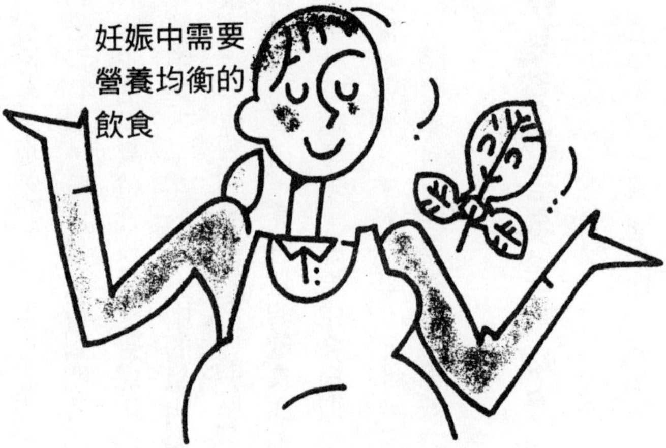

埃及皇宮菜是妊娠中的營養食

國人的飲食生活幾十年來產生很大的變化。這種飲食生活的變化與異位性皮膚炎的急增有關。

以蔬菜食為主的國人的飲食，逐漸變為歐美型的飲食。西方料理不可或缺的香料也漸被引用。

代代相傳的傳統飲食創造了即使會產生過敏症狀，也能抑制過敏反應的抑制抗體，在二～三年內就能使症狀減輕，而後痊癒。

但是，不吃這和具有歷史傳統的食物，就無法形成能抑制過敏反應的抑制抗體了。

以前沒有吃過的很多蔬菜最近都登場了。這些蔬菜不會引起過敏。但問題是一些會使血液酸性化，造成膽固醇積存的動物性食品和刺激性食品。

有沒有不會引起異位性皮膚炎的飲食生活呢？目前正在研究中。不過因為與天生的體質有關，所以無法得到明確的回答。但是，在這些研究中，逐漸明白妊娠中的飲食生活與異位性皮膚炎等過敏的關係。

其中之一，在於妊娠中的母親偏食時，生下來的嬰兒對於某些食物就會產生過敏反應。這也證明了營養均衡的飲食生活非常重要。妊娠中必須要攝取營養，因此，因為攝取高蛋白、高熱量的飲食而罹患異位性皮膚炎的孩子增加了。

另外一項發現，妊娠中多攝取小魚和蔬菜中所含的鈣質，則能抑制過敏。關於詳情，有待今後的研究。不過埃及皇宮菜的營養均衡，鈣質含有量豐富，可說是能發揮異位性皮膚炎對策效力的蔬菜，所以備受矚目。

罹患貧血者要多吃埃及皇宮菜

很多人認為貧血是血液減少，但事實不是如此，而是血液中的紅血球減少的狀態。

一立方毫升血液中，男性有五百萬個，女性有四五〇萬個紅血球，這是健康成人的紅血球數。

未滿這個數目的八〇％則算異常（貧血症狀）。如果降低為六〇％以下，則會出現病態。

罹患貧血症時，首先是顏面蒼白，偶爾會出現起立性昏眩等腦貧血症狀。

其次，脈搏跳動次數增加，出現頻脈和心悸的現象，運動時呼吸困難，也會出現狹心症狀。有時會出現輕微發燒。

貧血再惡化時，全身會浮腫，出現倦怠感、頭痛、頭重，導致身

⊙利用生葉和粉末得到萬全的體調

吉村定子（七十歲，福岡縣久留米市）

三年前開始吃據說對身體很好的埃及皇宮菜。

盡可能吃生葉，在沒有生葉的時期則利用埃及皇宮菜粉末。

生葉用來作菜、作湯，花了許多工夫而食用。

利用粉末時，則是在開水中放入三小匙調拌，每天早上飲用。

後來排便順暢、體調良好，附近的鄰居都說「最近的臉色很好」，令我感到很高興。

心無力。也會出現頭昏眼花及耳鳴的現象，有時會昏倒。

這些症狀總稱為貧血症狀。

貧血症的種類很多。包括急性失血性貧血、慢性失血性貧血、缺鐵性貧血、惡性貧血、再生不良性貧血、溶血性貧血、小兒貧血等。

失血性貧血是因為大量吐血、咯血、便血、外傷等的出血而引起的。如果潰瘍或內臟出血時，則可能變為慢性貧血。

缺鐵性貧血是貧血症中最多的一種，也就是製造紅血球和血色素（血紅蛋白）時所需要的鐵質缺乏而引起的。

缺鐵性貧血的特徵是以女性較常罹患。因為月經、妊娠、生產、授乳等需要大量的鐵質。鐵質需要量增高的青春期的女性也容易發生。

惡性貧血則是一般的貧血症狀以外，還有舌頭乾燥、食慾減退、下痢、便秘等消化器官系的症狀。是由於缺乏維他命 B_{12} 所引起的。

再生不良性貧血是受到水銀劑等化學藥品影響，導致骨髓造血機能受損，無法再生產血液而引起的貧血。此外，溶血性貧血在體內是因紅血球突然瓦解而引起的。特徵是會伴隨黃疸症狀。

再生不良性貧血或溶血性貧血都是會危及生命的疾病，一定要接受專門醫師的治療。

由以上的說明可知，我們所說的貧血症，幾乎都是缺鐵性貧血和惡性貧血。

為治療貧血症，光是補充鐵質並不夠

罹患缺鐵性貧血或惡性貧血時，首先必須藉著食物療法補充鐵質。

一天所必須的鐵質分量，成人男性為十～二十毫克，成人女性為十五～二十五毫克。鐵質的被吸收率非常差，事實上只有十％能吸收到體內。也就是說，只有一～二毫克的鐵質來決定是否會罹患貧血。

對於如此珍貴的鐵質，如果胃腸的狀況不佳時，就會浪費掉。

鐵質並不是單純吸收十％，而是藉著胃酸的作用，首先轉換為身體容易吸收的鐵質（二價鐵）。

因此，為補充鐵質，就必須使胃酸的分泌旺盛，而且需要具有調節作用的氨基酸及維他命C等。

此外，製造紅血球、保持紅血球健全所需要的維他命B_{12}等維他命B群，以及葉

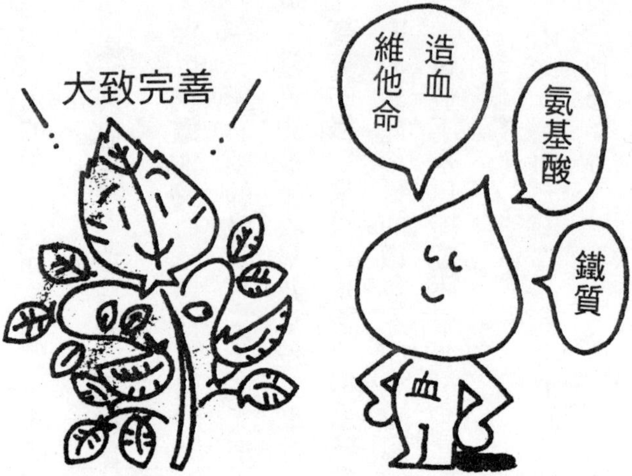

埃及皇宮菜是貧血的有效食品

酸、泛酸等造血維他命都是必要的。維他命C也是造血維他命之一。

健康的血液是由鐵質、氨基酸、造血維他命互助合作而形成的。三者稱為造血必須物質的理由就在於此。

含有豐富鐵質的食品，包括肝臟、羊栖菜、綠海苔等海藻類、鰹魚或泥鰍等魚類、牡蠣或蜆等貝類、乾香菇和木耳等蕈類及黃綠色蔬菜，鐵質的含量都很豐富。

但是在食品分析表（一百公克中的含有量）就算鐵質的含量很多，但是實際的攝取量卻有一定的限制。此外，即使想充分攝取鐵質，如果沒有其他造血必須物質，也毫無意義。

為使造血必須物質齊全，必須一手拿著食品分析表，一手調理幾種材料，的確非常辛苦。如果使用埃及皇宮菜就很輕鬆了。包括鐵質在內，造血所需要的物質幾乎全部包含其中。

當然，新鮮的魚貝類、大豆製品、蕈類、天然釀造醋等也要均衡地加入每天的菜單中，如果能加上埃及皇宮菜，就能形成強力貧血對策了。

但是，治療貧血不是一朝一夕就能完成的。一定要很有耐心、長期治療。

去疣效果不亞於薏米

疣即使不痛不癢，但是也令人非常在意。

醫學雖然發達，但至今仍不明白為什麼會形成疣。

雖然目前以病毒性傳染病之一的想法為主流，但是長疣的本人皮膚上會傳染疣，卻不會傳染給他人，可說是特殊的傳染病。

此外，也有醫師認為這是反覆刺激所形成的有限細胞分裂性的良性癌。也有人主張是氧吸入體內時，由於氧的補給不夠而自然形成的。

疣可分類為尋常性疣、青年性扁平疣、尖圭疣（尖圭濕疣），及老化現象之一的老人疣等。

尋常性疣頭的部分凹凸不平，越擠變得越大，而且會不斷增加，主要出現在手腳。不痛不癢，經常在不知不覺中痊癒。

青年性扁平疣則是小而軟的疣聚集在一處而形成的，主要會長在臉上。

尖圭濕疣會讓人聯想起金菇帶有莖的疣，容易出現在手腳。

老人疣為黑褐色的扁平疣，和斑點一樣是柔軟的疣。主要長在臉和手腳，會隨著年齡的增長而增加。

⊙便秘痊癒，肌膚美麗

星山壽子（四九歲，北海道士別市）

我經營美容院，因為工作的關係，因此即使產生便意，也不能立刻去上廁所，必須要忍耐。

這種情形反覆出現後，就罹患了慢性便秘，連小便的間隔時間也拉長了，每天都覺得很痛苦。

在別人的建議下，開始吃埃及皇宮菜後，嚴重的便秘痊癒，排尿次數減少的現象也消除了。肌膚的紋理細緻，使我感到很慶幸。

疣發生的原因的確不明。疣是皮膚角質層形成的異常現象，因此如果角質層（最外側的硬皮膚層）的新陳代謝良好，應該就能使症狀好轉，這是可以想像的結論。

以前的去疣妙藥是薏米，理由就是薏米能使角質代謝恢復正常化。

角質代謝良好時，角質下方的真皮層的代謝良好，就能陸續製造出新的角質。

當然，體內所有細胞的新陳代謝不正常時，角質的新陳代謝也不好。

所有的營養素、礦物質都能發揮作用時，才能提高代謝的作用。

埃及皇宮菜含有不亞於薏米的各種營養素和礦物質。所以也能發揮去疣效果。

具有強力中和酒精作用的埃及皇宮菜

過度飲酒對健康不好。用量過多、體調不好的時候會覺得很想吐。

飲酒過度而引起一種急性酒精中毒症狀，酒精會成為毒，在身體內發揮作用，因此，必須盡早將毒素排泄掉，這是自然的行為。此外，飲酒後容易引起下痢的理由也相同。

喝得過多，第二天睡醒時仍然殘留醉意（宿醉）、產生不快的症狀。這是因為酒精還沒有完全分解的緣故。

即使睡很久，仍然殘留睡意，就是因為酒精的刺激阻礙睡眠、無法熟睡所致。晚上喝酒喝到很晚，也可能導致睡眠不足。

雖說「酒是百藥之長」，但是飲酒過量卻是「百害而無一利」。

症狀因人而異，包括全身的不快感、頭痛、頭重、噁心、頭昏眼花、食慾不振等。

因人而異，也因當時身體狀態的不同，症狀的強度也有不同，會產生一些症狀。有時可能會出現所有的症狀。有些人會食慾亢進，吃得過多，反而助長了宿醉。

飲酒過度時，必須多攝取能多稀釋血液中的酒精的水分。

與其喝冰水，還不如喝溫茶，才能擴張血管使血液循環順暢。

溫浴（淋浴）也具有促進血液循環的作用。

俗稱的醒酒湯，具有麻痺症狀的作用，但會導致惡性循環，成為酒精中毒的根源。

酒精中和劑（解毒劑）包括酸味的飲食，以及重碳酸鈉、維他命B群、C等。

飲酒過多時，一定要減輕肝臟的負擔。為了提升肝臟的分解能力，蛋白質和各

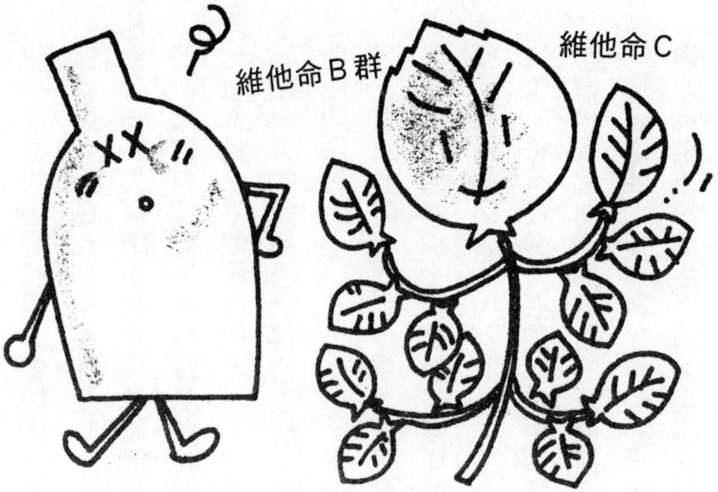

埃及皇宮菜的維他命B群和C趕走酒精

種維他命類都有效。

含有豐富維他命B群、C的埃及皇宮菜，能發揮優良的酒精中和劑的效果，這是經由經驗而得知的事實。

此外，一定得服用胃腸藥或鎮痛劑時，由於酒精的作用可能會使藥效增強，因此服用量必須比平常少。

疲勞最好當天去除

疲勞感或倦怠感是對於身體即將發生的危險（疾病）所提出的警告信號。

肉體疲勞、體力減弱時，意謂抵抗力較弱，意味容易受病毒或細菌侵襲。

疲勞堆積的過勞狀態，會使維持健康的諸器官的機能減退而罹患疾病。

疲勞感和倦怠感如果慢性化時，也許已經受到疾病的侵襲。所有的疾病剛開始時都會有「容易疲倦、總覺得身體倦怠」等疲勞感和倦怠感。

即使未罹患疾病，但是疲勞感殘留，或經常產生倦怠感，就是容易罹患疾病的狀態，也就是「半健康狀態」。

人在一天中如果過著普通生活，當然會感覺疲勞。這個疲勞是否會留到第二天則是問題的關鍵。

如果處於健康狀態下，當天的疲勞可能藉由睡眠而消除，不會留到第二天。

因為工作的關係，如果疲勞度比普通人更高時，在生活環境中必須積極努力地避免疲勞殘留到第二天。

為了不積存疲勞，必須避免不規律的生活，過著規律正常的生活。

心情也很重要。擁有目的意識而多努力、擁有欲望而工作，做任何事情都充滿幹勁。比起勉強工作而言，身心非常爽快，相信大家都有這樣的經驗。

排除不規律的生活，過著規律正常的生活，適度休養和轉換心情，為了使心情解放而泡個澡也很重要。此外，充足的營養也是不使疲勞積存的重要要素。

現代被稱為「壓力時代」。是精神疲勞容易積存的社會。精神疲勞大都會導致疾病。

出現精神疲勞時，就必須進行適度的運動等。給予身體感覺舒適的肉體疲勞，食物吃起來就變得非常美味，而且能夠熟睡。

疲勞症非常麻煩，一旦積存後很難去除。當天的疲勞應該盡可能在當天去除。

⊙長年的口內炎和便秘治好了

今井喜代子（五十歲，北海道札幌市）

我從很久以前就有原因不明的口內炎煩惱。

年輕時偶爾出現，隨著年齡的增長更為嚴重，甚至懶得吃東西了。

三年前知道埃及皇宮菜粉末，不知道對口內炎是否有效，因此感到不安，但是還是趕緊嘗試。

最初的變化是長年的便秘治好了。

口內炎也逐漸治好了。令我感到很驚訝。今後還要持續服用。

黃綠色蔬菜能發揮威力，消除無法去除的疲勞

均衡地營養補給是消除疲勞的重要要素。

去除疲勞和倦怠感的代表營養素，是維他命B_1、B_2及C。最重要的就是維他命B_1，只要充分攝取就能消除疲勞。

維他命B_1含量較多的食品包括埃及皇宮菜、米、麥胚芽、芝麻、豬肉、鰻魚、鱈魚子、毛豆、青豆、蕈類及海藻等。

維他命B_1的所需要量為一毫克。但是維他命的吸收不佳，為水溶性維他命，因此會溶解在汗液和尿液中排泄掉，這是必須考慮的問題。疲勞蓄積時，必須攝取普通量的一倍以上。

此外，還要一併攝取能夠提高維他命B_1作用的維他命B_2。

維他命B_2含量較多時，能夠提高B_1吸收率的食品是埃及皇宮菜、韮菜、細香蔥、長蔥、洋蔥、大蒜等。

埃及皇宮菜含有豐富的維他命B_1、B_2，因此是非常好的消除疲勞食品。

維他命B_1、B_2也是醣類代謝時會發揮重要作用的營養素。所以吃了很多含有糖

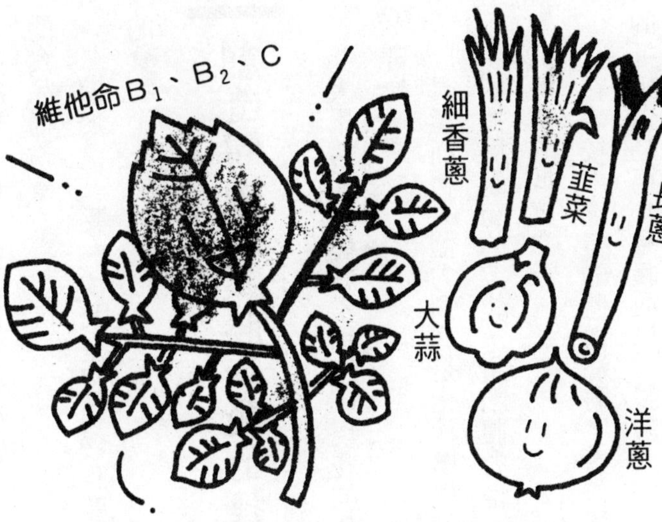

埃及皇宮菜中充滿能消除疲勞的萃取劑

分的食物時，這些維他命就會大量被消耗掉。

糖分是熱量源，因此經常聽人說「疲勞的時候吃點甜食吧」，吃得太多時不但無法消除疲勞，反而會使疲勞蓄積。因此必須控制攝取量。

另外一項消除疲勞的重要營養就是維他命C。維他命C對於增強抵抗力而言不可或缺。

普通狀態下，維他命C的一天所需要量為五〇毫克，但是疲勞堆積時，要攝取三倍以上的量。

維他命C不僅能發揮消除肉體疲勞的效果，根據最近的研究發現，也具有消除壓力等精神疲勞的效果。

維他命B_1、B_2、C雖然很好，但是與其藉著營養劑來補給，還不如利用自然的食品補給。

關於這一點，埃及皇宮菜含有豐富的B_1、B_2，及維他命C。是能夠消除疲勞的食物。

創造體力是戰勝病魔的捷逕

大眾傳播媒體經常指出「現在的年輕人與以前的年輕人相比，體格健壯但體力較差」。

具體而言，體力到底是指什麼樣的力量呢？

根據廣辭苑的定義，所謂體力是「身體的力量。身體的作業、運動的能力、及對抗疾病的抵抗力」。

在學校中進行的體力測驗，是作業、運動能力的檢查，但是在此是以對抗疾病的抵抗力為第一意義而探討體力。

我們罹患疾病的原因，通常有二點：

其一是病原菌或病毒、大氣污染，及其他來自體外的影響所造成的各種外因。另外一點則是疲勞和營養不足、血液酸性化，以及其他減弱身體抵抗力的內因。

疾病幾乎都是內因和外因糾纏在一起而引起的。

每年冬天當流行性感冒病毒流行時，有些學校會暫時停課，但是不是所有的人都罹患流行性感冒。流行性感冒病毒蔓延的環境（外因）雖然侵襲所有的人，但抵抗力較強的孩子不會發病。只有抵抗力較弱（內因）的孩子才會發病。

當然，即使自己有體力、有抵抗

⊙不易感冒，非常健康

里見富代（五七歲，東京都豐島區）

二年前開始每天早上吃埃及皇宮菜粉末。

我吃埃及皇宮菜的關鍵，是因為知道它是對健康很好的食物而開始嘗試，並不是因為身體不好。

可能是因為經常吃埃及皇宮菜，後來就不再感冒，體調非常好。

看到我的情形，丈夫也開始吃埃及皇宮菜，現在，全家人為了維持健康而吃埃及皇宮菜。

力，如果因為暴飲暴食或過剩的運動等外因，也會對身體造成不良影響。外因反覆出現或複雜出現時，會誘發內因。

減弱身體抵抗力（體力）的外因非常多。內因到底有哪些呢？虛弱體質、血液循環不良、血液酸性化、淤血、荷爾蒙分泌異常、新陳代謝停滯、消化吸收作用減退、殺菌、解毒作用減退、自律神經失調、神經過敏、老廢物蓄積、排泄不良、老化等，都是減弱身體抵抗力的內因。

為了消除內因要素，就必須減少外因的影響，增強對付疾病的抵抗力。

但是，更重要的則是改善營養和礦物質的不均衡，實踐正常的飲食生活。積極鍛鍊身心也很重要。

健康正確的飲食生活及自己的身體靠自己保護的氣概

罹患疾病時，我們會去看醫師。

現代醫學由於分科、專門醫學發達，因此針對各部分的對處療法為基本方法。因此，有胃腸問題就看胃腸科，牙痛時就看牙科。

目前已到了現代醫學的一大轉換期了，由於過於分科、專門化的部分治療，造

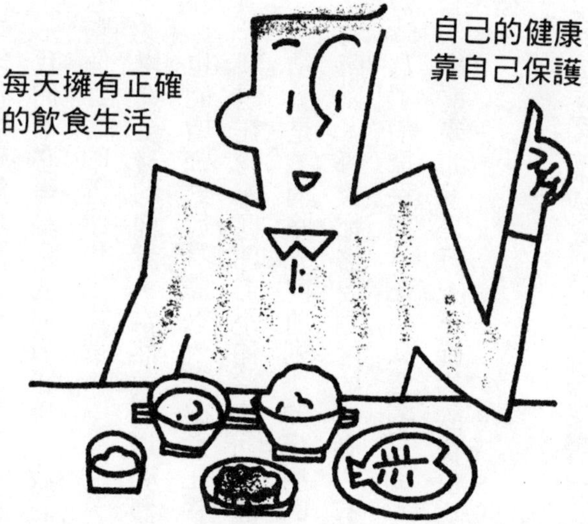
每天擁有正確
的飲食生活
自己的健康
靠自己保護

人類的身體並不是被區分為各個部分，而是一個完整的生命體

成了忽略整個身心的傾向更為顯著。

人類的身體並不像精雕細琢的手工藝品是由每一個部分聚集起來的，而是一個統一的生命體。每一部分不可能具有獨自的生命力。

東方醫學（即漢方醫學）和日本的傳承醫學，或是印度醫學的原點阿尤爾·威達，認為部分只不過是部分，而基本上生命體是一個整體。

也就是說，身體衰弱、抵抗力減退時，這個人最弱的部分就會出現疾病。治療方法的原則，認為要治療一個疾病，必須先治療整個身體。

創造一個不罹患疾病的身體，或是創造能與疾病對抗的體力，才是預防和治療的重點。

現代醫學對於東方醫學的想法也開始給予極高的評價。我們不必爭論到底何者正確，我認為部分的治療還是需要。可是，同時一併留意整個身心的健康也很重要。

增進全身的健康，當然就能增強體力，增強對付威脅健康的外因之抵抗力，此外，也能增強對於身體某一部分產生疾病的抵抗力。

問題在於如何創造不輸給疾病的體力。

結論是，消除先前所列舉的疾病的內因。

所以，每天都需要適度的運動。有效地利用休假放鬆自己也很重要。當然，必要時為了治療疾病，還是要去看醫師。

最重要的就是每天正確的飲食生活，以及抱持自己身體的健康由自己保護的氣概。

埃及皇宮菜是最適合創造體力的食物

先前敘述過，埃及皇宮菜有「奇跡蔬菜」之稱，不論是營養素和礦物質方面，含有許多有效成分，是令人感到驚訝的蔬菜。胡蘿蔔素和各種維他命類等，與有營養蔬菜之稱的菠菜、明日葉及落葵相比時，含有量更多。此外，也含有鈣質、鉀、鐵、磷等。

均衡地含有這些有效成分的蔬菜，除了埃及皇宮菜以外，沒有其他蔬菜了。因此，埃及皇宮菜被稱為「奇跡蔬菜」、「超級蔬菜」。

在平常的飲食中加入埃及皇宮菜，就可彌補現代人容易缺乏的營養素和礦物質。沒有比這個方式更為輕鬆的辦法了。

創造體力的基本方法，就是藉著正確的飲食生活，而補給均衡的營養，埃及皇宮菜的確是非常適合的食物。

所幸埃及皇宮菜在國內也能輕易栽培。特別是喜歡獨特粘性的國人，也喜歡吃這道菜。因為沒有澀味，所以能和所有料理的素材搭配，而且料理法很簡單。

「最近的年輕人與以前的年輕人相比時，體格壯碩，但體力較差」，這個評價意指「現代人與以前的人相比，體格較佳但體力較差」。

從古埃及時代就持續食用能夠創造強健體力的埃及皇宮菜，對於生長在現代的我們而言，的確是值得利用的蔬菜。

第三章

在國內也能栽培埃及皇宮菜

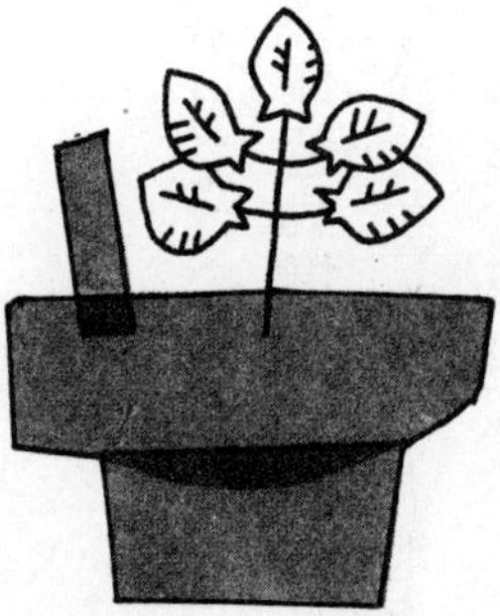

任何人都能栽培埃及皇宮菜

從埃及開始栽培

在國內被視為「具有偉大生命力的健康蔬菜」，現在不只是特定地區，在全國各地都能栽培埃及皇宮菜。不久前只限於部分熱帶、亞熱帶地區栽培。

埃及皇宮菜栽培的中心就是埃及、塞普洛斯、利比亞及敘利亞等東地中海地方。此外，在埃及還傳說「法老王墳墓的壁畫上，描繪著埃及皇宮菜料理法」，所以自古以來就進行埃及皇宮菜的栽培。

埃及的主要河流尼羅河由南到北縱貫埃及，上游稱為上埃及，下游稱為下埃及。上埃及的尼羅河溪谷和下埃及的三角洲農業地帶，是埃及皇宮菜的栽培地區。

埃及皇宮菜喜歡高溫多濕的環境，因此在上、下埃及主要是在夏天栽培，不過氣溫較高的埃及，一整年都可以栽培。

除了冬天的某個時期以外，埃及人幾乎一整年都可以吃到埃及皇宮菜，所以，是普遍人民的常用蔬菜，也是受人歡迎的要因（冬季則利用乾燥的埃及皇宮菜）。

埃及位於沙哈拉沙漠的東邊，國土中有大半都是沙漠，是世上少數的乾燥地帶。

以首都開羅為例，一年的平均降雨量約二一公釐，而埃及皇宮菜的收穫期夏天幾乎不下雨。

沙漠地帶特有的現象之一，就是晝夜的溫差極大，不只是埃及皇宮菜，對於所有植物而言都是嚴酷的生長環境。

喜歡高溫多濕的埃及皇宮菜，不見得適合這種生長環境。

儘管如此，在埃及全境包括自生的蔬菜在內，埃及皇宮菜都能順利地成長，這

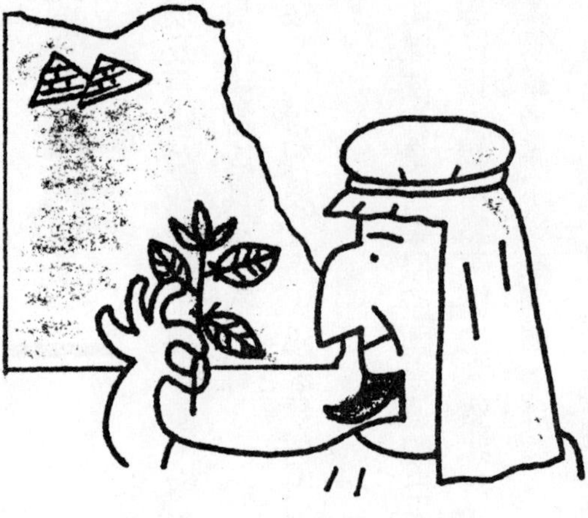

埃及皇宮菜的故鄉——埃及

也證明了埃及皇宮菜的確有偉大的生命力。

登陸遙遠的日本

埃及皇宮菜在距今十幾年前，由丈夫拓殖大學教授飯森嘉助和那須宗和一起介紹到日本，當成食用植物。

後來，得到埃及考古學家早稻田大學助教吉村作治的幫助，逐漸了解埃及皇宮菜了。

距離埃及皇宮菜原產國很遠的日本，南北狹長，富於四季變化，可培養溫帶植物。想在日本栽培熱帶植物當然非常耗費工夫，必須進行溫度管理等的工作也很困難，當初就考慮了這些問題。

但是，埃及皇宮菜不僅是營養價高，而且是具有極強生命力的健康蔬菜，因此，希望「在日本栽培埃及皇宮菜」的想法越來越強烈。

首先是喜歡埃及皇宮菜、知道其特性的人，和我們一起以家庭菜園的方式栽培。

後來逐漸了解在日本栽培的注意事項，經過許多錯誤的實驗後，實際證明「在

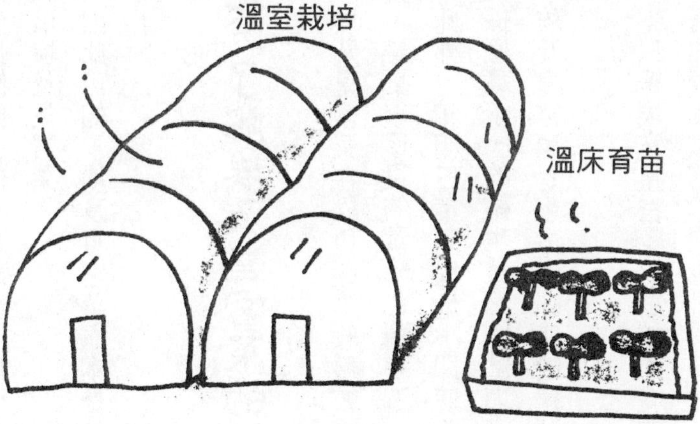

在寒冷的地方也可以進行埃及皇宮菜的栽培

日本也能栽培埃及皇宮菜」。

●農家栽培的埃及皇宮菜

埃及皇宮菜在日本栽培後受人歡迎，連農家都加入栽培的陣營。

首先積極栽培埃及皇宮菜的是氣候比較溫暖地區的農家。

位於亞熱帶的琉球縣也盛行埃及皇宮菜的栽培。年間平均溫度攝氏二二度，對於埃及皇宮菜而言是舒適的氣候條件。

因此，到了十一月，也能充分栽培埃及皇宮菜，所以在日本可以長期吃到生葉。

較北方位地區即使對埃及皇宮菜而

言，生長條件不佳的寒冷地，也可藉由溫床育苗及溫室栽培等積極的栽培法，成功地栽培埃及皇宮菜。

由此可知，埃及皇宮菜原本是熱帶植物，但現在在南北狹長的日本全境都可以栽培了。

充分了解埃及皇宮菜的性質

埃及皇宮菜在綠色蔬菜收穫較少的盛夏時節，正是上市的時候，所以，對國人而言，是夏季珍貴的黃綠色蔬菜。

此外，和明日葉同樣地，即使不斷採摘，葉芽還能不斷地生長。整個夏季都能反覆採摘葉子，的確也是它的魅力之一。

埃及皇宮菜是生命力旺盛的蔬菜，但是想要高明地加以栽培，還是必須了解其性質。

不只是埃及皇宮菜，對於所有的栽培植物而言都是同樣的，從發芽到幼苗期，溫度管理等細微的管理是必要的。

埃及皇宮菜的發芽溫度只要是十五℃以上就可以了，但發芽的平均氣溫為二十～二十五℃，所以進行露天栽培時，必須等氣溫上升後再開始播種。

在北海道和東北地方等寒冷地，溫室中進行隧道栽培，或是表土用塑膠膜等覆蓋，進行加溫即可。

埃及皇宮菜的生長溫度以二十五～三十℃最適合。在高溫多濕的我國夏天，對埃及皇宮菜是很容易度過的舒適狀態。

事實上，在盛夏時節，埃及皇宮菜生長的情形不亞於原產國埃及。即使在寒冷地，藉著加溫的培養方法，也能進行露天栽培。

夏末秋初，也是埃及皇宮菜的收穫期即將結束的時候。溫度在十℃以下時，生長顯著減輕，四～五℃的低溫時會停止生長並枯萎。冬季時採以種籽，結束埃及皇宮菜一年的生長期間。

栽培無農藥、安全的埃及皇宮菜

生長於埃及的熱帶植物、具有偉大生命力的埃及皇宮菜，只要環境適宜，外行人也能輕易栽培。

夏季，一般家庭利用庭院就能輕易栽培。利用花盆進行盆栽也可以。

一般而言，外來種的植物不耐病蟲害。但是，埃及皇宮菜幾乎沒有什麼疾病，沒有嚴重的損害情形。

生長到某種程度時，也沒有病蟲害，所以不需要使用農藥，因此可說是可安全食用的栽培蔬菜。

蔬菜和水果等吃進口中的食物，原本無農藥栽培是最理想的。

關於這一點，能耐病蟲害而且非常強壯的埃及皇宮菜，是最適合無農藥栽培的植物。

不過，即使能抵擋病蟲害，栽培時仍有必須注意的事項。

為了能採收無農藥、安全的埃及皇宮菜，最低限度要注意以下幾點：

●栽培埃及皇宮菜的注意點

偶爾從發芽到本葉長出十片時，會發生立枯病（幼苗接觸地面的部分腐爛、變細枯萎的疾病）。

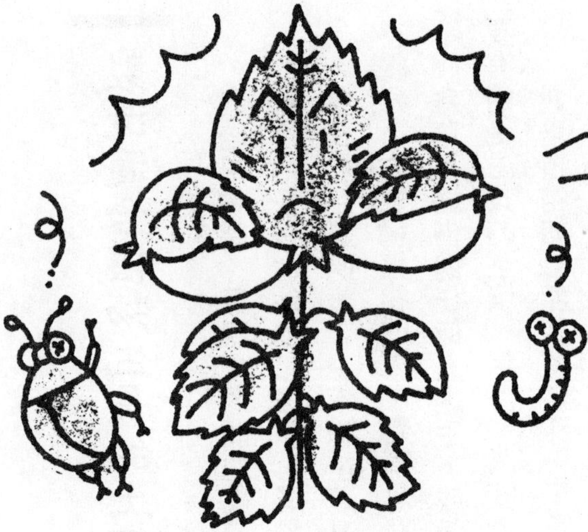

能耐病蟲害的埃及皇宮菜

這個時期的埃及皇宮菜與夏天的旺盛生長期相比，還很脆弱，在栽培的過程中，是最需注意的時期。

到了收穫期八月時，偶爾也會因為金龜子或甘藍夜蛾而受損。

當這些害蟲出現時，必須去除枯萎的苗，發現害蟲就立刻捕殺燒掉。

受害部分廣大時，這個部分的枝全都要剪下燒掉。

利用這些處理方法後，即使不使用農藥，也能使損害的面積縮小在最小範圍內。

注意以上要點，則埃及皇宮菜就能擁有青翠的葉子。一定可以達成「在餐桌上擺安全食物」的願望。

栽培的基礎

製造適合植物生長的土壤

栽培植物時，最麻煩的問題就是雜草。

雜草即使拼命地加以去除，還是會不斷地生存。

生長於路邊的雜草，不論在潮濕的梅雨時期，或是日照強烈的暑熱夏季，都長得很好。對栽培植物的人，雜草具有令人羨慕的生命力。

雜草不需借助任何人之手，放任不管，在自然環境中也具有偉大的生命力。只要有適合生長的土壤、氣溫、濕度、日照等生長條件時，就會生長。

栽培植物如果能調整發芽、生長條件，不需花很多工夫，也能順利生長。但是，在有限的條件中自然栽培時，就無法進行農業經營了。

栽培時，如果並非所有的條件都齊全，當然需要某種程度的人工保護。

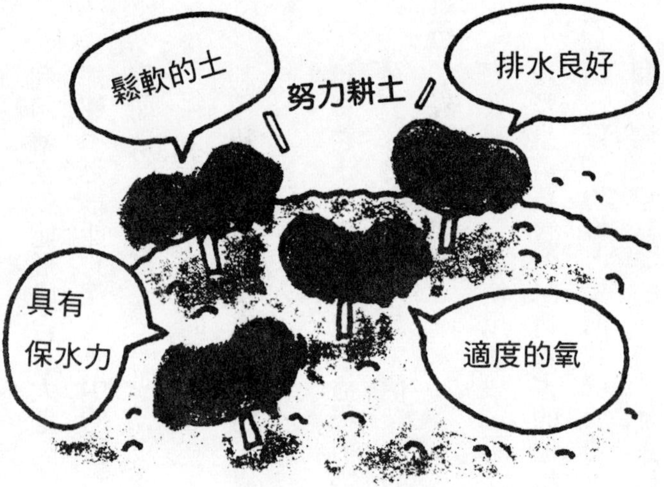

良質土壤結構①

即使是生命力極強的埃及皇宮菜，為了促進發芽，需要一定的溫度。

在寒冷地埃及皇宮菜生長條件不全的地區，必須以人工方式調整出適合埃及皇宮菜生長的條件。

使植物順利生長的重要條件之一就是良質土壤。

製造配合植物的土壤，是高明栽培的重要作業。一般而言，好土壤是指排水良好，而且具有保水力，土中含有適度的氧、柔軟的土壤。

●耕種是製造好土壤的基本方法

要製造上述的好土壤，首先要耕

土。

利用耕土就能形成含有大量氧的柔軟土壤，也能使根充分在土中深處生長。即使不是根能夠深入土中的植物，使用這種土壤也很重要。

例如，對於長得比較高而根較淺的埃及皇宮菜而言，為了使根分布的範圍更廣、更深，耕土是不可或缺的要件。

利用耕土可使土中產生縫隙，提高水分的滲透度，製造出具有排水力的良質土壤。

這種耕土的作業不只在播種前需要進行。

冬天寒冷時期要深耕，使深處的土暴露在寒氣中，具有將在土中冬眠的甘藍夜蛾等幼蟲殺死的效果。

只要耕土就不必使用農藥。所以，仔細耕作是無農藥栽培的基本方法。

埃及皇宮菜是能耐病蟲害的植物，屬於較能進行無農藥栽培的植物。如果能製造健康、好的土壤，更能栽培成功，這是非常重要的一點。

關於埃及皇宮菜的栽培，生長於埃及的埃及皇宮菜當然喜歡埃及土壤，也就是弱鹼性的土質。

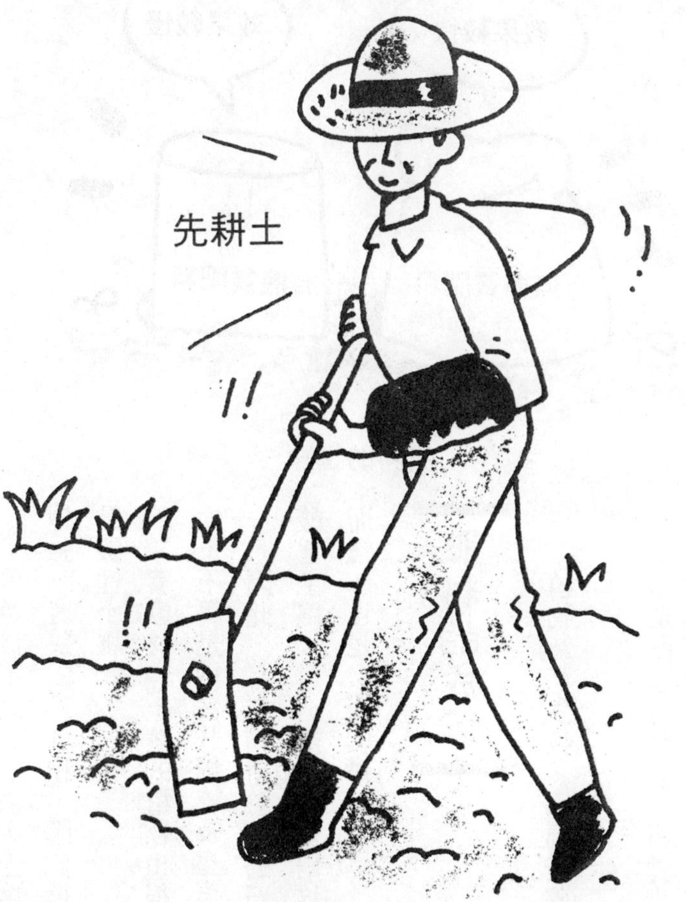

良質土壤結構②

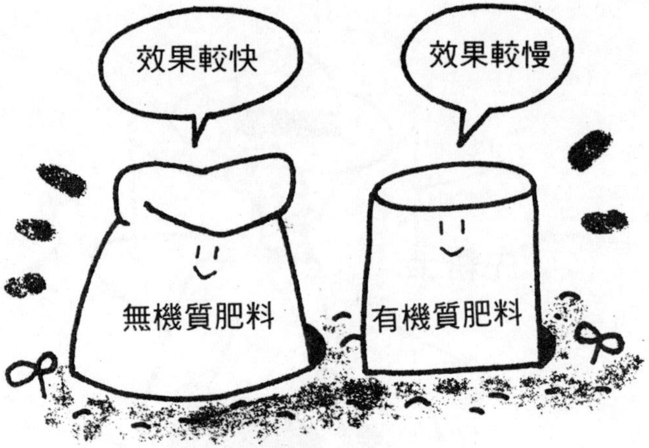

肥料的種類

但是日本是火山國，土壤的酸性度極強，有灰山灰堆積，因此境內幾乎都是酸性土壤。

喜歡酸性土壤的植物也很多。但酸性土不算是適合栽培埃及皇宮菜。

因此，必須利用鹼性的石灰等中和酸性土壤，這一點對於栽培埃及皇宮菜而言，也是必要的措施。

肥料的成分

植物為了生長，需要吸收泥土中的養分。

但是泥土有健康、不健康之分。當然，最好能生長在健康的土壤中。

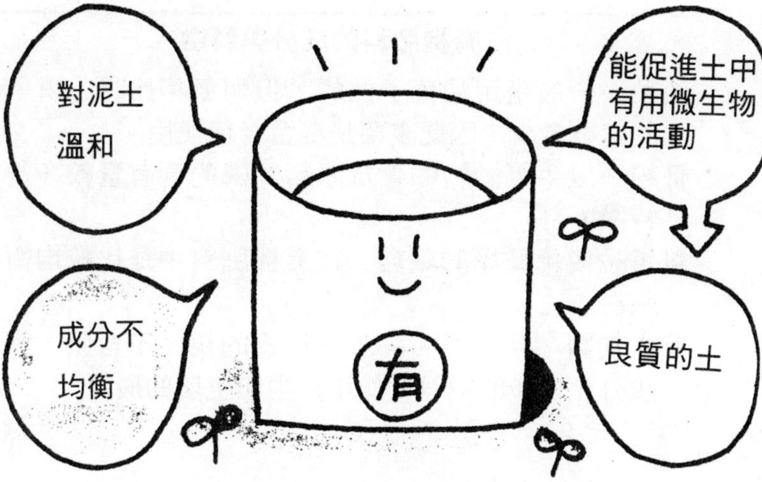
對泥土
溫和
能促進土中
有用微生物
的活動
成分不
均衡
有
良質的土

有機肥料的特徵

普通的健康土壤含有足夠的養分。如果土壤為酸性質或是長期放任不管時，就會變成硬而貧瘠的土地（單粒構造），沒有足夠的養分，對於植物的生長也會造成阻礙。

這時，必須中和酸性，補充缺乏的養分，所以必須施肥。

肥料大致分為二種。包括不會立刻產生效果的緩效性有機肥料，以及會立刻產生效果的速效性無機肥料（化學肥料）。

●有機肥料

動物的排泄物或植物等，是自古以來當成肥料使用的物質。

有機肥料的成分與特徵

油粕…一般是用油菜子做的，但與氮相比時，磷、鉀的含有量少，因此主要是混合骨粉使用。

骨粉…以牛等動物的骨為原料，磷的含有量較多為其特徵。

雞糞…使用乾燥的雞糞，在有機肥料中是比較均衡的肥料。

草木灰類…草、木、稻草等植物的灰，不含氮。鉀的成分比磷多的肥料。作用是中和土壤的酸性。

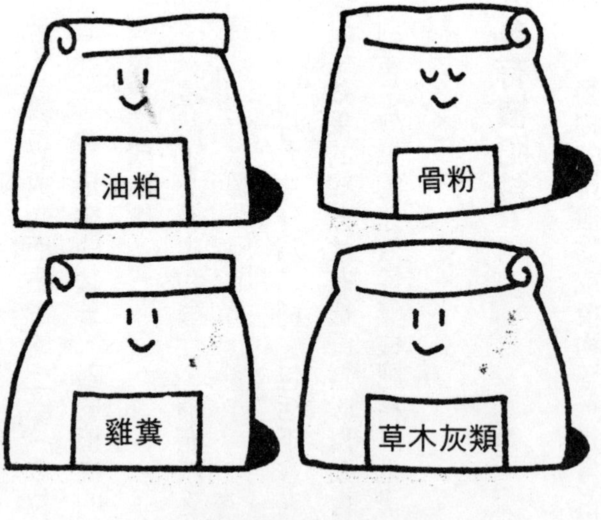

有機肥料是自然的產物

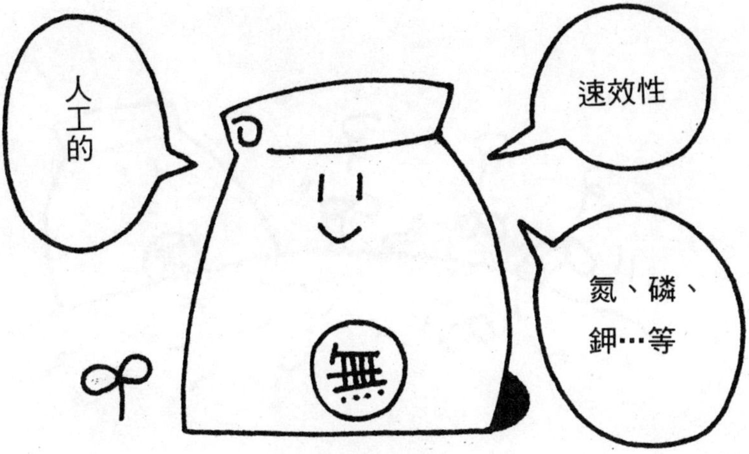

無機肥料的種類

使用有機肥料，能使土中有用微生物的活動旺盛，其結果有助於改良土壤。

持續製造活的健康土壤，不可過分依賴化學肥料。如果過分依賴化學肥料，會使土力喪失。

有機肥料對於泥土非常溫和，以長遠的眼光來看是非常有效的肥料，但是與化學肥料相比，無法豐富、均衡地含有使植物生長的成分。

因此，如果利用有機肥料栽培時，可以混合二種以上，彌補光靠單種而缺乏的成分。所以必須了解每一種有機肥料的成分。

有機肥料和化學肥料不同，不論施

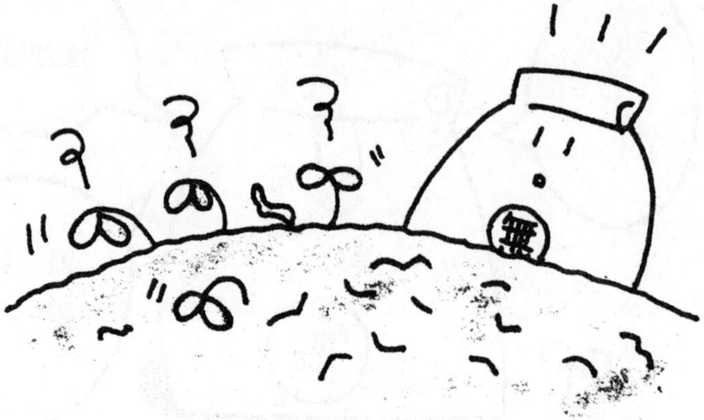

施過多的無機肥土壤會變得貧瘠

肥量多少都無害，同時具有緩效性，因此，可當成元肥使用。

●無機肥料（化學肥料）

為了補充植物生長所需要的養分，以人工方式製造出來的肥料稱為無機肥料。

氮、磷、鉀等單一的肥料稱為單肥，而配合必要將單肥組合而成的肥料稱為複合肥料（一般稱為化學合成肥料）。

化學合成肥料具有速效性，效果很快就出現，不過效果無法長久持續。這與化學肥料的氮成分有關。

氮會被雨水沖掉或變化為氨，不斷蒸發掉，所以即使一次施撒必要的分量，在中途可能就不夠了。

但如果一次給予太多，由於具有速效性，會使植物生長過度，反而會減弱植物的力量。以人類而言就好像肥胖兒一樣，非常脆弱，容易罹患疾病。

氮的成分影響葉的成長。但過度的肥料對植物有害。

主要的化學合成肥料種類

顆粒狀…大小不同，為使效果能長久持續，元肥、追肥都要使用大顆粒較佳。

液體狀…氮、磷、鉀含量均衡的肥料。因為是液體狀所以效果迅速，但無法長久持續。可當成追肥專用的肥料兼具澆水的作用使用。

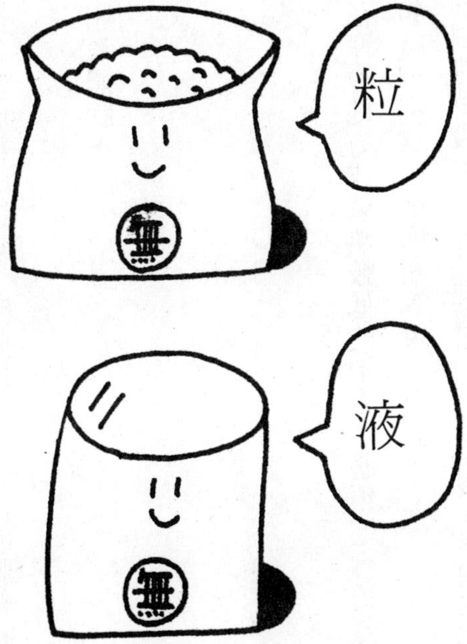

化學合成肥料分為顆粒狀和液體狀

所以，一次不可給予大量的化學合成肥料，必須分幾次，少量施肥最重要。當成元肥使用時，不要太早施肥，要在播種和定植（將苗床上成長的苗移植到土壤）的一週前施肥。

使用化學合成肥料時，還必須注意一點，如果頻頻使用時，會使土壤貧瘠。良質土也會因為化學肥料而變成酸性，結果成為貧瘠的土壤。

堆肥等有機肥料，能夠彌補化學肥料的缺點，因此使用化學合成肥料時，盡可能併用有機肥料。

化學合成肥料分為顆粒狀和液體狀。

覆蓋栽培

以下實際說明栽培的方法。

首先，元肥作業結束後，在寒冷地方或氣溫較低的地方，必須進行覆蓋栽培。

所謂覆蓋栽培，就是利用報紙或稻草、塑膠布等覆蓋在表土上。

這是為了防止土壤乾燥、抑制雜草發生、提升地溫以促進生長，具有各種優點。

使用塑膠的蓋布稱為塑膠蓋布，使用聚乙烯的蓋布稱為聚乙烯蓋布。具有各種不同的種類，因此以用途加以區分。

銀色的聚乙烯膜或條紋聚乙烯膜，可使蚜蟲不會靠近，透明的聚合布能使地溫上升，防止乾燥。

栽培埃及皇宮菜時，除了使地溫上升的目的之外，為了兼具抑制雜草叢生，而使用黑色的聚乙烯蓋布。

埃及皇宮菜從發芽到幼苗期的溫度管理很重要。播種時期的氣溫如果還很低，或是位於寒冷地區，最好使用覆蓋栽培。

使用覆蓋栽培時，土壤中含有適當的水分較為理想。可利用噴壺等略為撒水，或是在下雨的日子進行作業。此外，剛覆蓋時地溫不可能立刻上升，因此盡可能在進行播種或定植的三天前覆蓋。

田壟寬一〇〇～一二〇公分時，為使排水良好，需要十～十五公分的高度。二條田壟之間相隔六十公分，為使各株間保持二五～三五公分的間隔，可以使用挖二排洞的黑色聚乙烯膜進行播種或定植。

這裡所使用的黑色聚乙烯膜，如果田壟長度較短時，也可以使用市售的黑色垃

覆蓋栽培

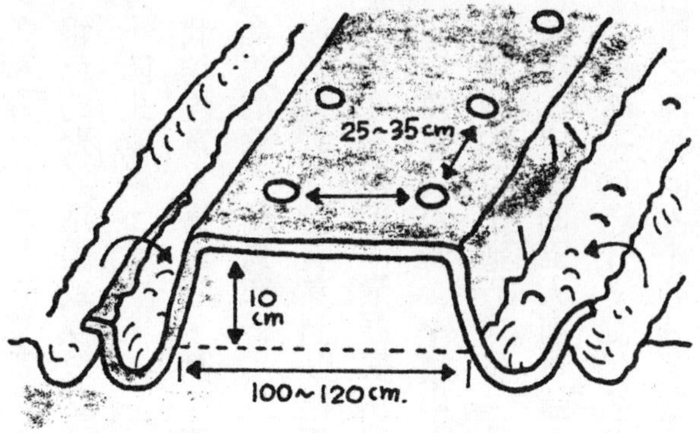

②平坦後田壟間間隔 60cm，各株間間隔 25～35cm，蓋上挖兩排洞的聚乙烯膜。用土覆蓋避免被風吹走。

①使用元肥的土壤，高 10～15cm，田壟寬度 100～120cm。

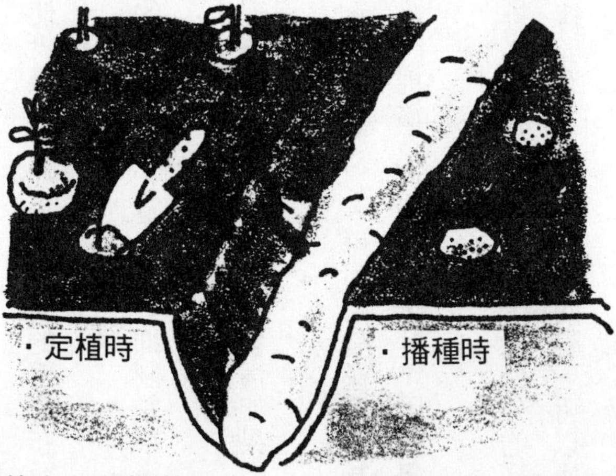

④定植時，不要深植，用小鏟子挖洞。

③播種時，每 10 顆種籽進行點播。

圾袋代替。

進行追肥時，壟間淺耕施肥後，為了防止肥料成分的流出和蒸發，必須覆土。

塑膠通道（通道栽培）

為了確實使地溫上升，採用塑膠通道（通道栽培）也不錯。如果在裡面覆蓋蓋布，即使在氣溫相當低的時期，也可以栽培。

如果田壟寬一二〇公分時，塑膠通道要使用二一〇公分的骨（弓），以四五～五十公分的間隔牢牢插入地中。準備透明的覆蓋塑膠，至少需一八〇公分寬。塑膠的一端為避免被風吹走，必須全部埋入土中。

這個塑膠通道除了能使地溫上升外，也能保持移植栽培等所使用的苗床的溫度，在庭院等有限面積的場所栽培時可以活用。

此外，塑膠通道栽培時的注意點，就是通道內溫度很高，因此放任不管時會成為軟弱的苗，引起高溫障礙。

所以，在氣溫上升的白天，為了調節溫度，必須捲起塑膠布或進行換氣。相反

塑膠通道

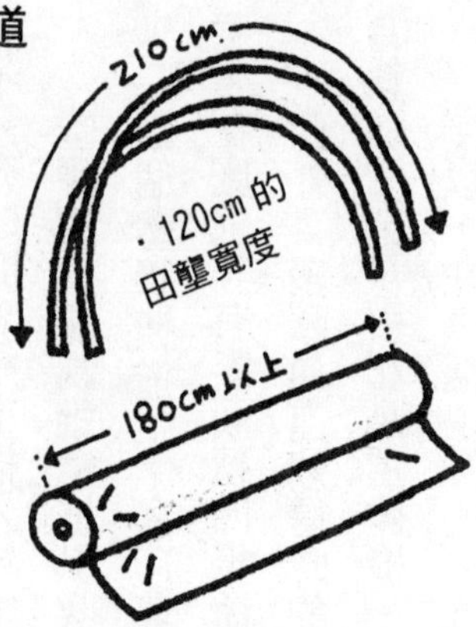

① 120cm 的田壟寬度要做通道時，必須準備 210cm 長的骨（弓），180cm 寬以上的透明塑膠布。

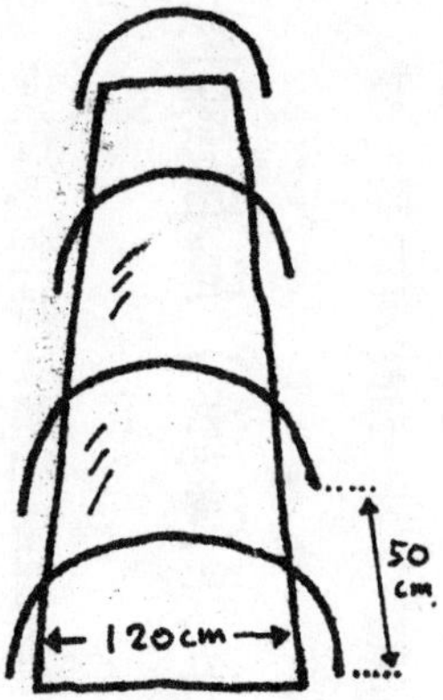

②以 50cm 左右的間隔將骨（弓）牢牢插在地面上。

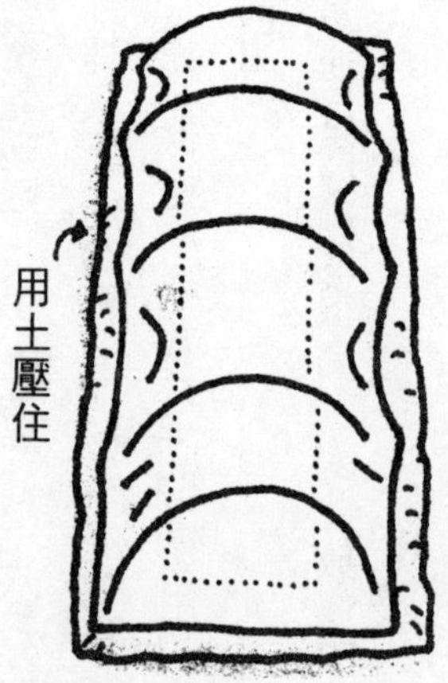

③用塑膠布覆蓋，為避免被風吹走，一端要壓在土中。

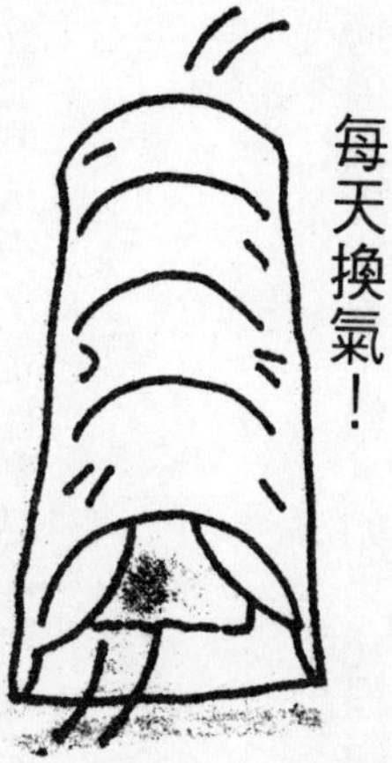

④換氣是每天的作業。

地，氣溫開始下降的傍晚，就要放下塑膠布以保溫。

在不必擔心霜害的時期可以去除塑膠布。因為過於保護而太晚去除塑膠布時，會使苗軟弱。

因此，在溫暖的夜晚掀起塑膠布，讓苗稍微習慣外氣也不錯。

利用以上的方法進行通道栽培，一天必須前往栽培場所巡視好幾次，是比較麻煩的栽培法，但是在寒冷的地方，這卻是栽培埃及皇宮菜最有效的方法。

盆栽

盆栽的優點是不會傷害根。

利用苗床的移植栽培，為了減少移植損傷，因此要先假植。這時必須切除根，因此與直接栽培相比，成長較慢。

將種籽播種於花盆中，不需要假植，在其中生長的根可以直接保持這個狀態進行定植。如果採用盆栽時，就能減輕移植栽培的缺點、定植時的缺點，而形成容易存活的苗。而且，可以輕易移動到任何地方、容易管理，栽培簡便是盆栽的魅力。

盆 栽

＜當成苗床＞

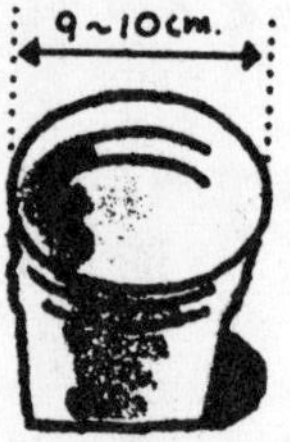
9～10cm.

①準備直徑 9～10cm 的花盆。放入其中的土壤與直播栽培時所使用的土相同。

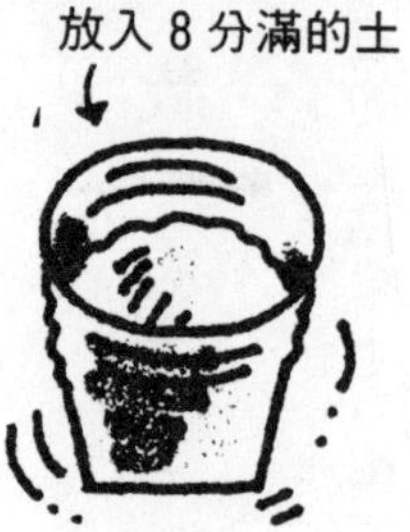
放入 8 分滿的土

②輕敲底部，放入 8 分滿的土。

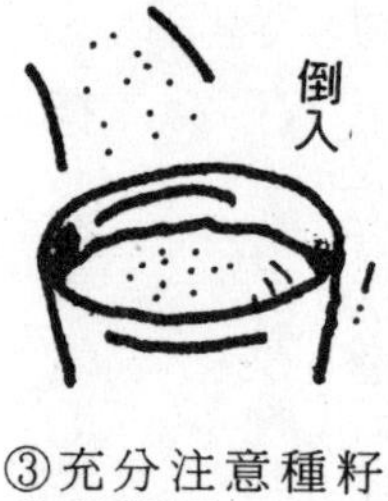
倒入

③充分注意種籽的處理問題。蓋土時不可蓋太厚。

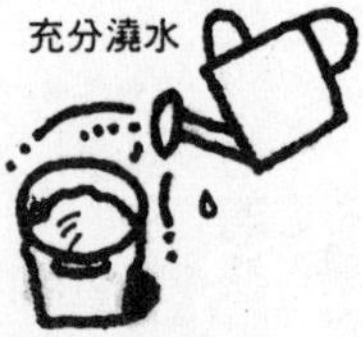
充分澆水

④要充分澆水。

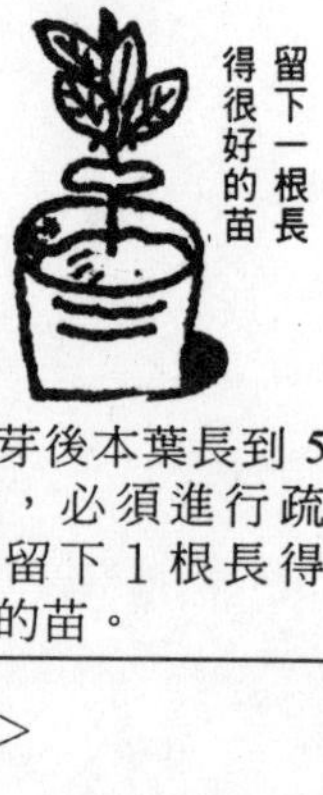
留下一根長得很好的苗

⑤發芽後本葉長到 5 片時，必須進行疏苗，留下 1 根長得很好的苗。

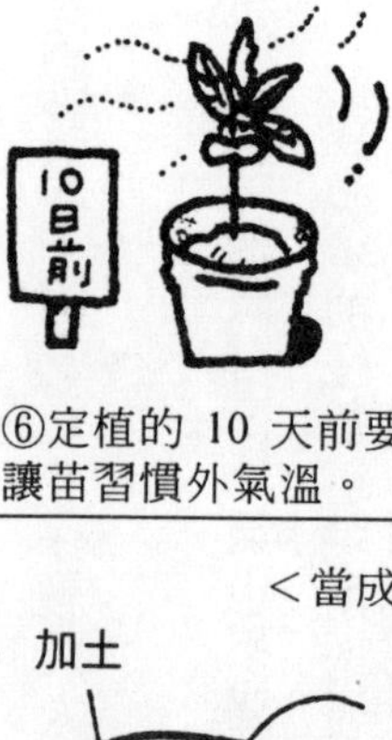
10日前

⑥定植的 10 天前要讓苗習慣外氣溫。

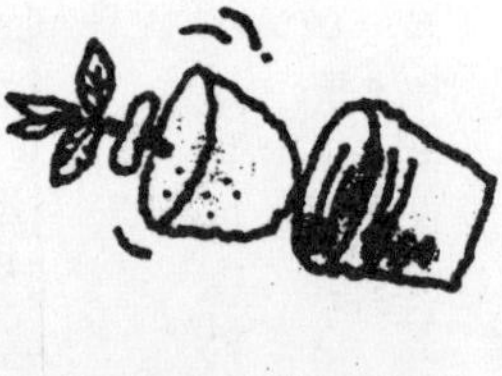

⑦本葉長到 7 片時，定植在菜園或容器中。這時要小心取出，避免土抖落。

＜當成移植床＞

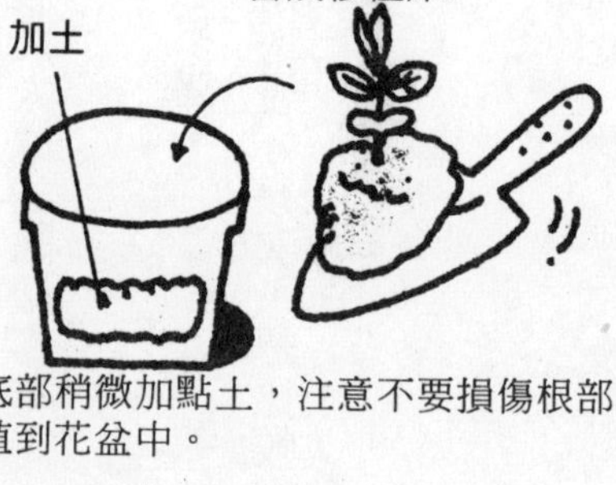

底部稍微加點土，注意不要損傷根部，移植到花盆中。

盆栽適合栽培較大的種籽，對於埃及皇宮菜這種小種籽，只要仔細處理也沒有問題。

先使用大花盆或小花盆進行容器栽培，所以不要很多苗。使用花盆時可以節省假植的工夫，的確可輕易地栽培。

即使開始盆栽時不是當成苗床使用，但假植時可當成移植床。

移植時就算切掉根，到定植為止需要充分的復原時間，只要沒有造成大的缺失，埃及皇宮菜在花盆中能穩穩地紮根，長成強健的苗。

外行栽培埃及皇宮菜，最好採用這種盆栽法。

埃及皇宮菜的栽培順序

移植栽培

所謂移植栽培，就是不是將種籽直接播種在栽培場所，而是先播種於苗床或花盆、栽培用的箱子裡，等到培養出強健的苗之後，再移植的栽培方法。

移植栽培的苗集中於一處成長，因此栽培面積較少也無妨，可以利用溫室或塑膠通道等，可簡單地調整適合埃及皇宮菜生長的條件，具有這些優點。

雖說埃及皇宮菜非常強健，但是在幼苗期非常脆弱，如果不適合發芽的寒冷地或是進行早播時，使用能夠仔細管理的移植栽培較適合。

●土壤結構

埃及皇宮菜是強健的蔬菜，不必特別挑選土質，不過因為採收期較長，因此，

苗床的製作法

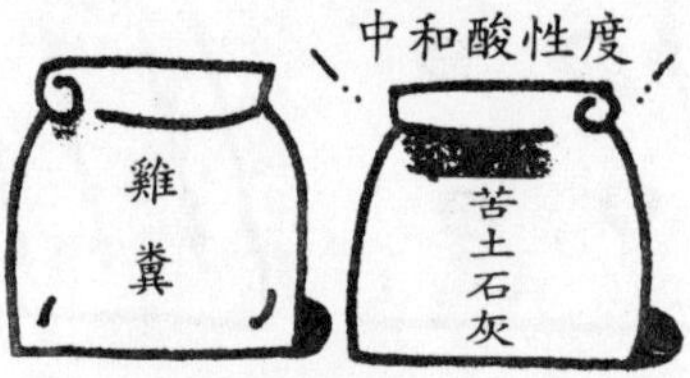

①利用苦土石灰中和酸性度，使用雞糞等有機肥料深耕。

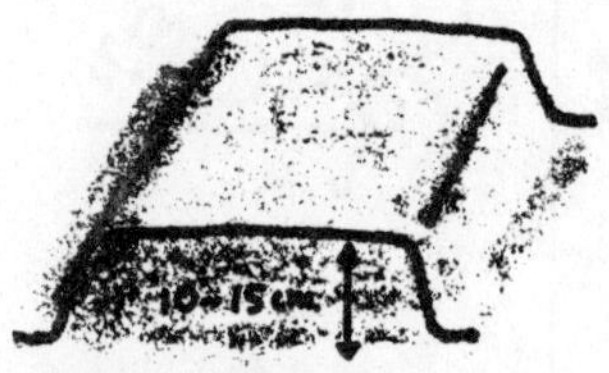

②直接在地面上做曲床時，為使排水良好，田壟高度必須維持 10～15cm。

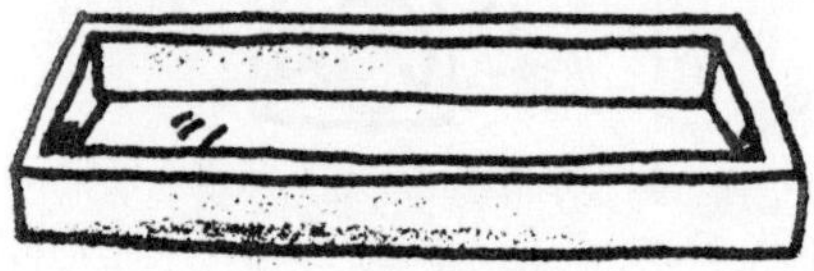

③使用花盆或大箱子時，為使排水良好，盡可能做較淺的苗床。

須盡可能準備肥沃的土壤。

移植栽培時使用的苗床、假植、定植場所的土，每一平方公尺需要撒苦土石灰一百公克，雞糞五百公克，仔細耕土。

定植場所的土在定植的七～十天前，每一平方公尺要撒一～二公斤的堆肥、化學合成肥料二〇〇～二五〇公克，當成元肥，然後再耕土一次。

這個肥料的比例，與直播栽培是同樣的。在一般家庭中使用大花盆等容器栽培，或是在庭院中栽培時，不需要特別建立埃及皇宮菜使用的特別土壤。

只要利用園藝店販賣的培養土，或在庭院的泥土中撒蔬菜用的配合肥料就

播種的準備

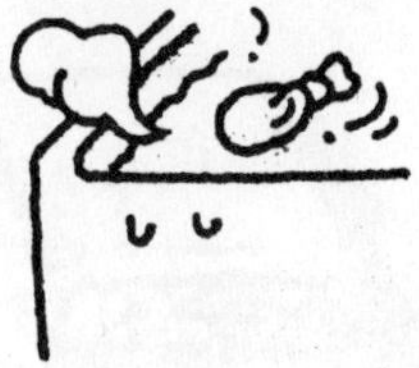

①浸泡在剩下的洗澡水中。

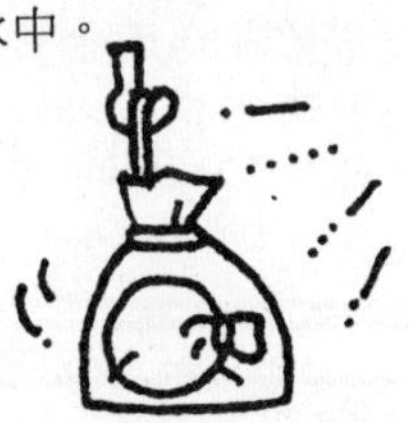

②放在陽光下保溫

播種的方法

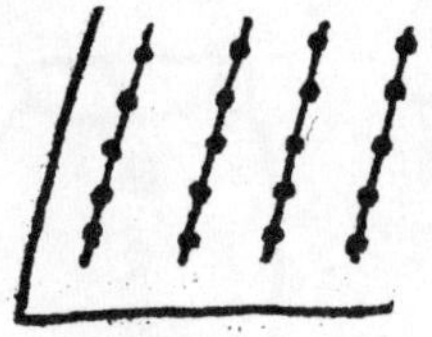

①條播：種籽撒成1列。

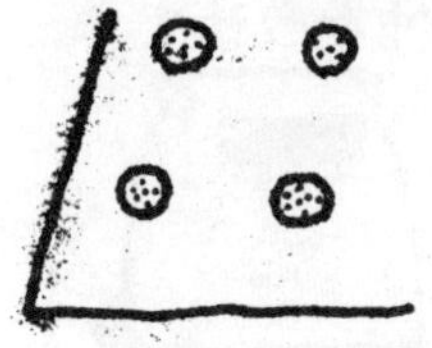

②點播：取得間隔，將幾顆種子一起放入。

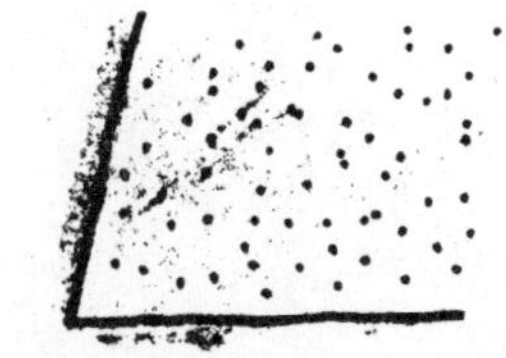

③散播：隨意撒在土中。

可以了。

●苗床

栽培埃及皇宮菜，最需要注意的就是發芽到幼苗期的時期。即使是較短的時期，也要使用團粒構造的床土，建立好的苗床。

苗床所使用的土，與定植時所使用的是相同的，但是不能使用化學肥料，必須使用堆肥和腐葉土等，製造出具有保水力、富於有機質的土壤。

埃及皇宮菜發芽的平均溫度為二十～二五℃，溫度非常高，而苗床可利用塑膠通道，或在溫室內製作。

利用塑膠通道或溫室內製作苗床

播　種

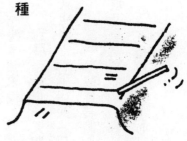

①用板子攤平，每 4～5cm`的間隔用免洗筷做出 2～3mm 的溝。

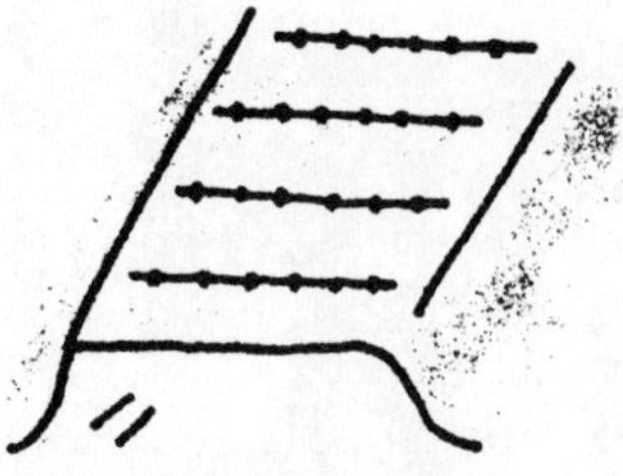

②以條播的方式播種。

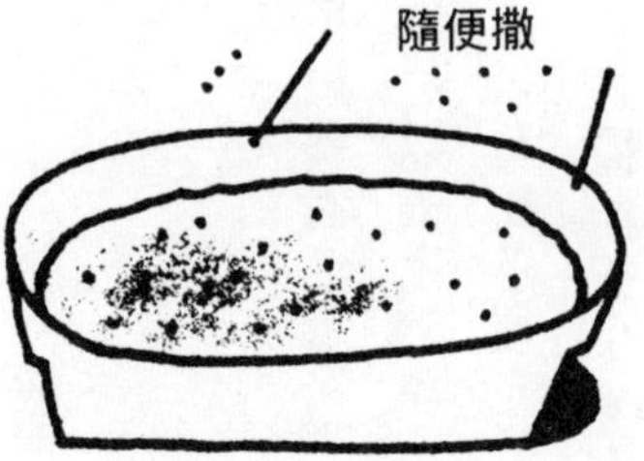

③以花盆當成床苗時，以散播的方式播種。

時，必須充分注意換氣和溫度管理的問題。此外，如果在地面直接製作苗床時，為使排水良好，至少需製作高十～十五公分的田壟。

●播種

種籽在二十～二十五度時保溫，三～四天內會開始發芽。播種時期可從定植時期逆算而決定。

因此地區不同而異。像關東不在降霜的四月下旬到五月上旬播種。

種籽包在紗布中，用溫水浸泡一晚，為避免乾燥而放入塑膠袋中，放在有陽光的地方保溫，較容易發芽。

苗床攤平，每四～五公分的間隔使

用棒子或免洗筷等，建立二～三公釐的播種溝，以條播的方式播種。

●覆土與保溫

覆土要使用較細的土，只要蓋住種籽即可。如果覆土太厚時，則很難發芽。如果有鋪蓋的稻草，也可以鋪上稻草（為了保溫而覆蓋表土）。

發芽期需要足夠的水分。因此必須充分澆水。但是，因為埃及皇宮菜的種籽較小，因此需避免利用孔太大的噴壺澆水，必須仔細地澆水以避免種籽露出。

澆水結束後，為了保溫及防止乾燥，要用報紙等覆蓋表面。

到發芽為止一天觀察一次，開始發芽後立刻去除蓋在上面的稻草或報紙。這樣就能防止無用徒長（只有莖和葉生長）的軟弱苗，而培養出強健的苗。

萬一形成徒長時，也不要放棄繼續栽培。雖然要花較長的時間重新復原，但是埃及皇宮菜能夠發揮原有的生命力，長出美麗的葉子。

在溫度管理方面，到發芽為止必須保持在二十～二五℃，發芽後白天二十℃以上，晚上以十～十五℃以上為管理目標。

保溫（覆蓋）

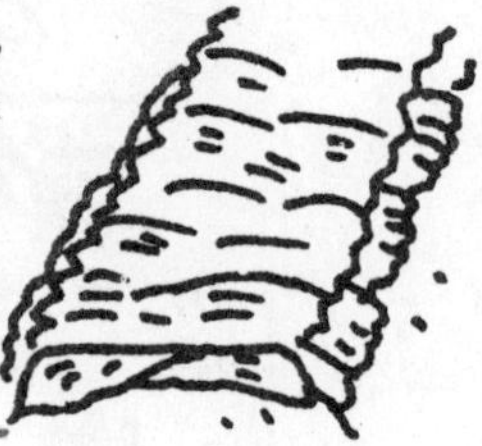

①先用稻草蓋上。

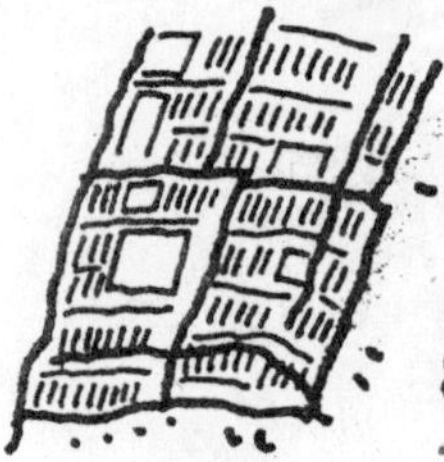

②充分澆水，用報紙覆蓋。

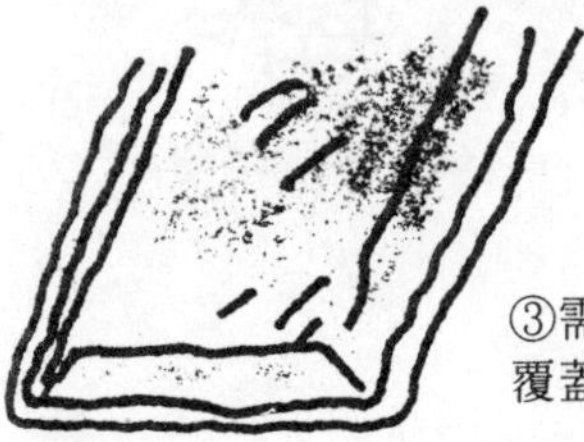

③需要加溫時，可以覆蓋塑膠布。

覆　土

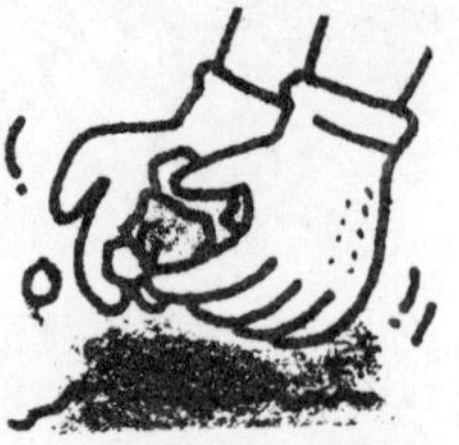

①用手掰碎，盡可能避免粗的土。

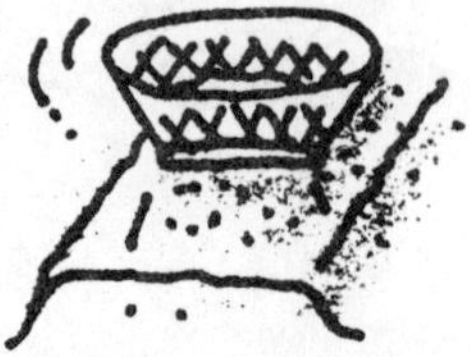

②放入簍子裡篩過之後再使用。

蔬　苗

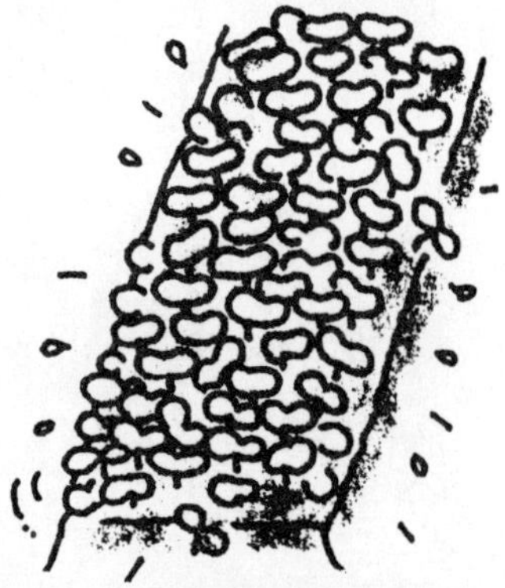

①群生，看起來雜亂無章的幼苗。

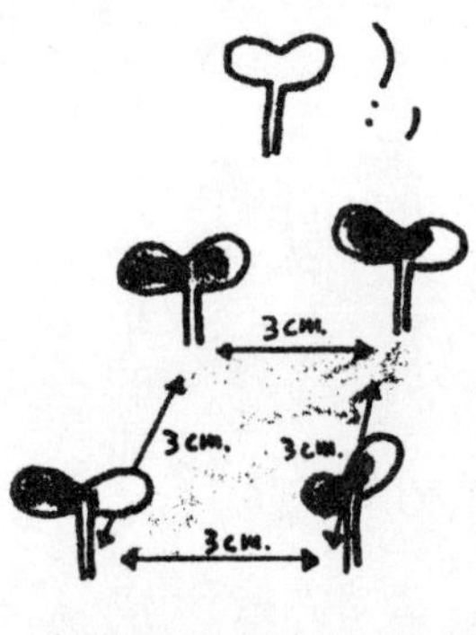

②蔬苗後隔開 3cm 的距離，幼苗恢復元氣。

假植

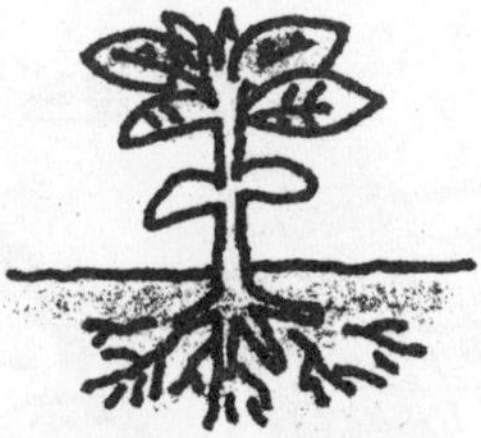

①切斷的根長出細根後，就能夠抓住許多土。

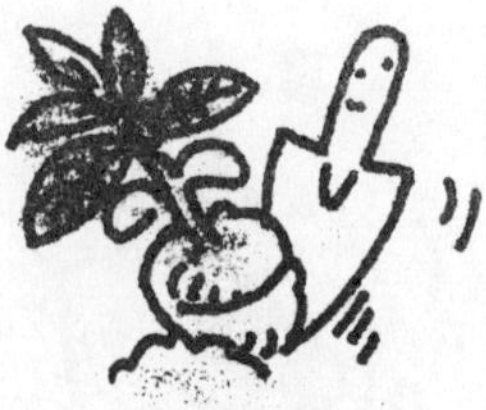

②使用移植用的小鏟子，不要抖落土，將整株挖起，仔細進行避免傷害根。

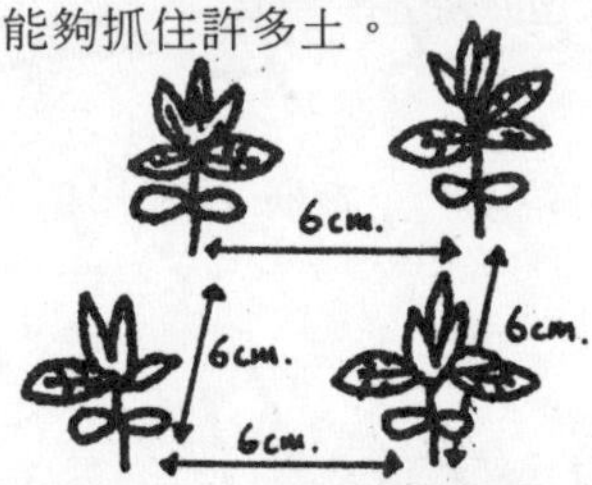

③以 6cm×6cm 的間隔進行假植。

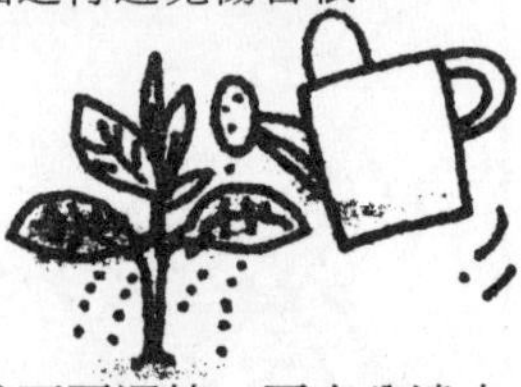

④不要深植，要充分澆水。

●疏苗

到假植為止，密生的部分，或是太大不整齊的苗必須拔除，進行疏苗，取得一定的間隔。

埃及皇宮菜的種籽非常小，因此種籽容易集中於一處而形成過厚的現象。如果在這種狀況下發芽，葉子會重疊，形成密生狀態，無法栽培出強健的苗，因此必須分幾次疏苗。

最後形成三公分左右的間隔，選擇長得很好的苗繼續生長。

太過密生時，必須使用小鑷子，就能輕易拔除而不會損傷其他的苗。

定植作業

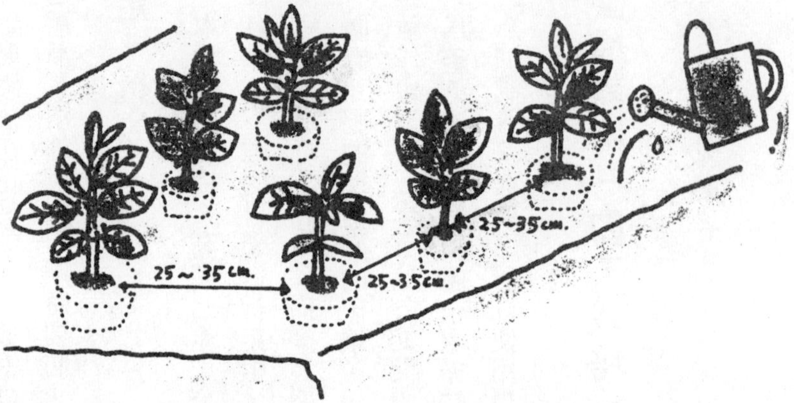

②施元肥的土壤，田壟間距離 60～70cm，各株間距離 25～35cm 進行定植。

①沒有下雨時要略微澆水，使土固定。

●假植

移植時因為要切除根的前端，因此發育較慢，但切下的根還會長出幾條細根，而成為穩固的根。

假植以本葉長出二～五片時為假植的標準。

移植床和苗床一樣，必須備妥富於有機質的土壤。

移植的場所不論是花盆、保麗龍盒等都可以，如果要移植到花盆中定植時，不要切除根，就能形成更強健的苗。

本葉長到七片時，至少要以六公分的間隔進行假植。注意不要切斷根，仍然附著土壤進行淺植，必須充分澆水。

如果假植在花盆中時，要準備九～十公分大的苗。苗在定植的十天之前，必須讓它漸漸習慣外氣溫，同時要防止移植傷害，才能促進定植後的生長。

●定植

本葉長出七片、高度七～十公分時，避免日照強烈的正午，盡可能選擇陰天或是沒有風、下雨的日子進行定植。尤其一定要避免強風日的定植。剛定植過後的苗非常疲累，這時不能隨風搖擺。如果勉強定植，反而會減慢生長的時間。

撒過元肥的準備好的土壤，用鏟子等攤平，田壟間距離六十～七十公分，各株間距離二十五～三十五公分的間隔進行定植。

為避免造成定植損傷，處理時一定要注意，並要充分澆水。氣溫低時要保溫，同時為抑制雜草叢生，可以使用黑色的聚乙烯蓋布覆蓋。

直播栽培（露天栽培）

從播種到收穫，在同一場所進行，稱為直播栽培（露天栽培）。

適當的栽培場所

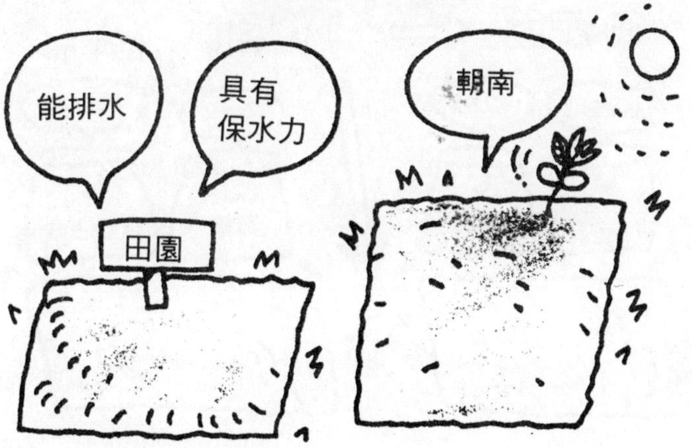

②盡可能擁有保水力，選擇排水良好的田壟或菜園的土較為理想。

①在朝南、日照良好處栽培。

省略移植的麻煩，在中途也不會損傷根，因此與移植栽培相比，成長快速為其特徵。

進行直播栽培時，因為是以大自然為對象，所以不能焦躁，等到安全時期（平均氣溫二十℃以上）時，再開始，才是使植物好好成長的秘訣。

●土壤結構

進行直播栽培時，溫度管理等人工調整很困難，不只是氣候，對於場所而言，盡可能要選擇能夠配合埃及皇宮菜生長條件的環境來栽培才行。

為使埃及皇宮菜很有元氣地生長，需要高溫多濕的條件。

土壤結構

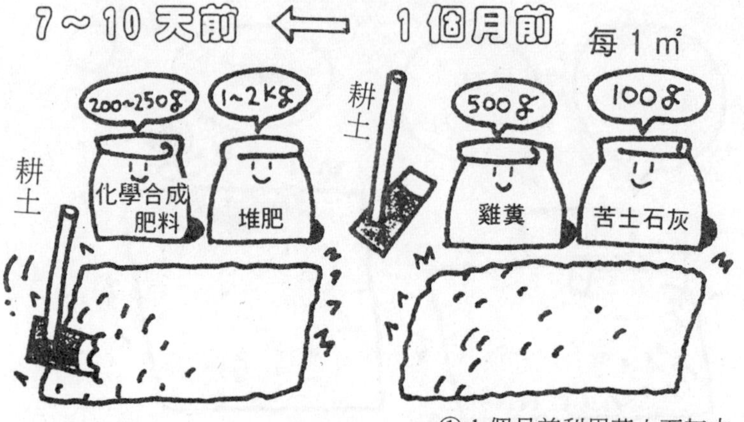

①1個月前利用苦土石灰中和，施撒有機肥料。

②播種的7～10天前施撒元肥。

因此，栽培場所盡可能選擇朝南，能晒到太陽的地方。土壤方面具有保水力、排水良好、含有豐富有機質的土壤較為適合。

實際準備的土壤，與移植栽培是相同的，每一平方公尺撒苦土石灰一百公克、雞糞五百公克，仔細耕土。

播種的七～十天前，每一平方公尺撒堆肥一～二公斤、化學合成肥料二〇〇～二五〇公克的元肥，充分耕土。

●播種

埃及皇宮菜發芽的平均氣溫為二十～二十五℃的高溫，在關東地區較快時，在五月中旬到下旬，就可以開始播

播　種

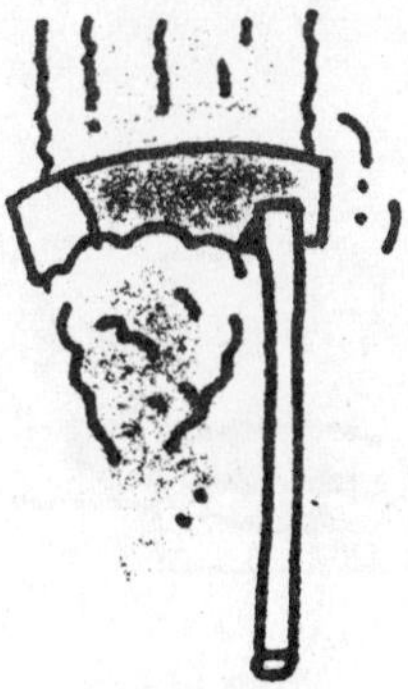

①用鐵鍬鏟平。

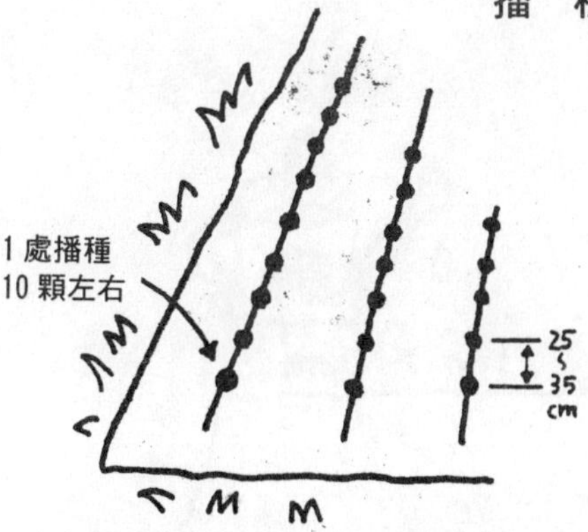

②田壟間間隔 60～70cm，各株間距離 25～35cm，每處埋入 10 顆種籽進行點播。

種了。

太早播種則無法發芽。到發芽為止的管理非常麻煩，即使發芽，也無法長成強健的植物。

埃及皇宮菜最遲到七月為止播種的話，就能充分採收，所以不必焦躁，選擇適合的時期播種。

對於氣溫稍微感覺不安時，可以利用提升地溫的方式。

利用鏟子等鏟平的土壤，株間間隔二五～三五公分，田壟間間隔為六十～七十公分，一處播種十顆，採用點播的方式。

●覆土

覆土與移植栽培時相同，必須蓋到看

覆　土

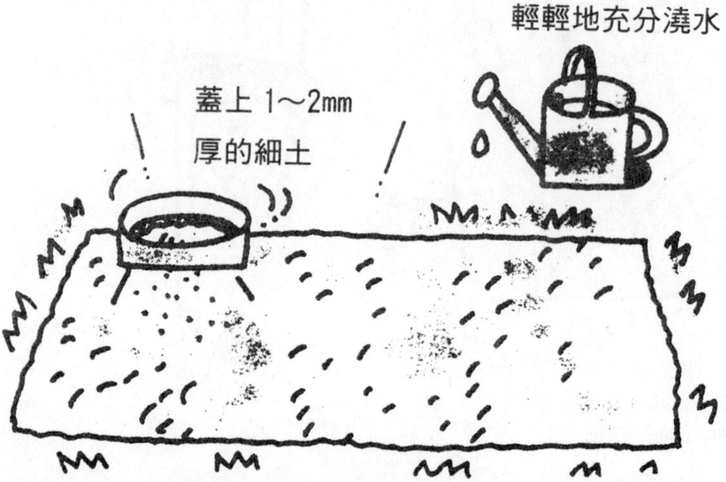

不到種籽的程度，為避免阻礙發芽，一定要蓋上細土。

一定要充分進行澆水，種籽非常小，覆土只有一～二公釐，非常薄，所以一定要輕輕地澆水，以避免種籽露出。

●疏　苗

播種時是採用每處十顆的點播法，所以發芽時會形成密生狀態。

如果保持這種狀態，則通風不良，葉子重疊在一起，整體而言生長不佳。

雖然有點浪費，但是開始發芽後，本葉長到二～三片時進行第一次疏苗，四～五片時進行第二次疏苗。

澆水的基本方法

①需要水的時期是發芽期與生長期。

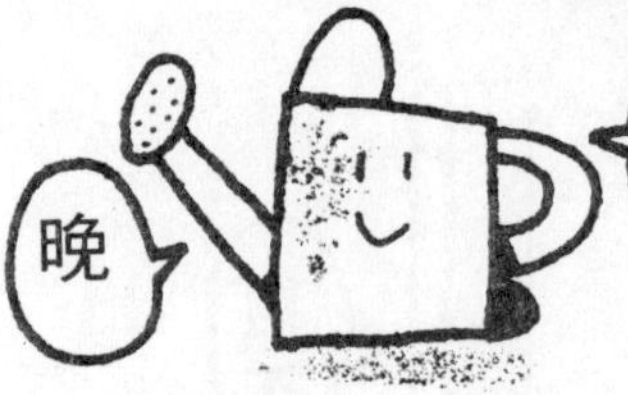

②澆水的時間為早晚 2 次。

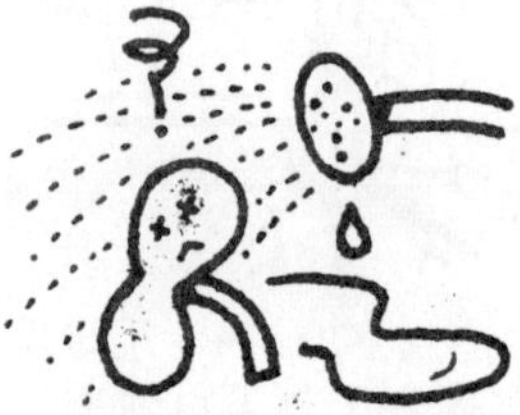

③澆水過度會成為疾病的原因。

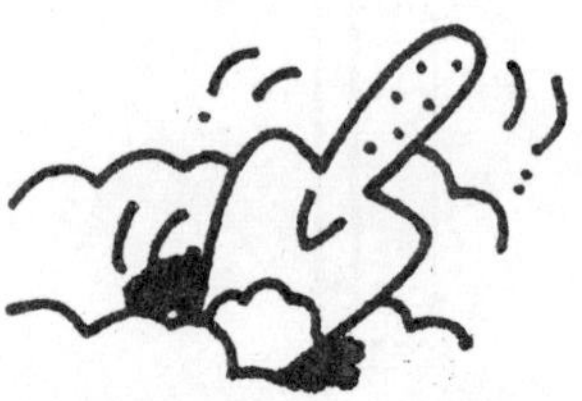

④輕輕挖掘地面以確認濕氣。

最後，從十粒種籽中選出生長狀態最佳的一棵苗繼續種植。

到收穫為止的基礎栽培

●澆水

本葉長到十二～十三片時，埃及皇宮菜除去脆弱的感覺，開始發揮其強大的生命力，變得很有元氣、不斷地生長。

在日本是在稻子收割後利用休耕田開始栽培。埃及皇宮菜適合在多濕條件下才能充分成長。可是太過潮濕時，埃及皇宮菜會變脆弱，這點必須注意。

澆水過如果過了一小時，表土維持

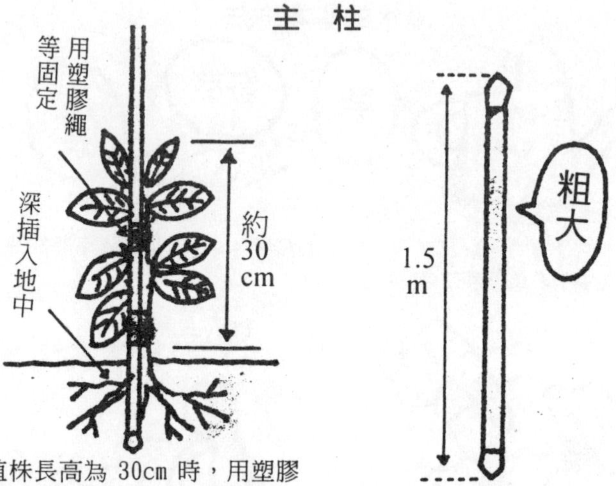

②植株長高為 30cm 時，用塑膠繩等牢牢固定。為了耐強風，必須將支柱深插入地中。

①準備長 1.5cm 的粗大支柱

潮濕狀態，是最佳狀態。

澆水的時間基本上以早晚較好。暑熱的中午土壤乾燥，你可能很想澆水，但是一定要避免。因為這就好像澆熱水一樣，整個土中會悶熱，成為根腐爛的原因。

如果好幾天未下雨，土太乾的時候，早晚一定要好好地澆水。

雖然想充分澆水，但是土的表面潮濕後，水無法進入土中的情形經常出現。因此，可稍微挖鬆泥土，確認土中是否充分潮濕。

●立柱

只要氣溫上升，埃及皇宮菜不斷成

除　草

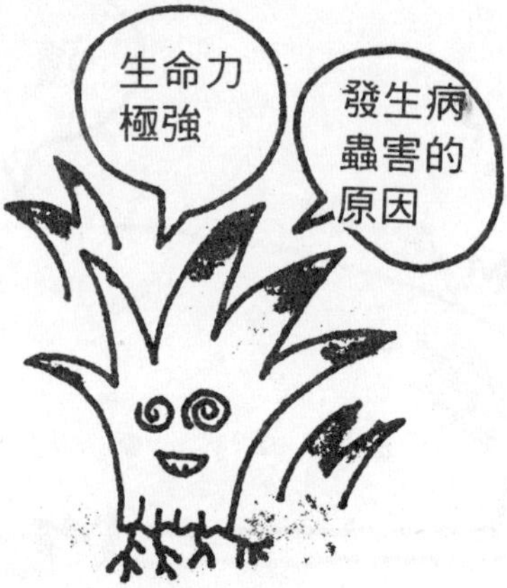

①雜草是病蟲害的窩巢。

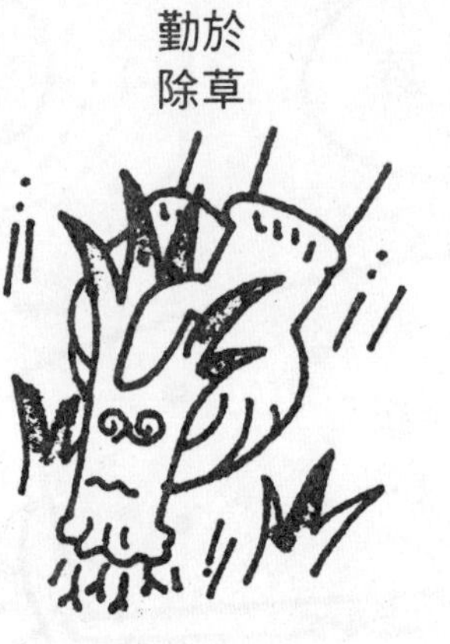

②趁小的時候除草。等到種籽出現時就太晚了。

長時，會陸續冒出側枝。側枝越多則收穫量越多。

埃及皇宮菜的根較淺，因此有時會被強風吹倒。

為了防止被吹倒，等到長高為三十公分左右時，必須豎立長一・五公尺左右的粗支柱，用塑膠繩或棕櫚繩等固定。

立柱除了防止被風吹倒以外，同時也能使採收作業較容易進行。

●除草

埃及皇宮菜基本上是很耐病蟲害的植物。

但是也不能完全放任不管。造成病

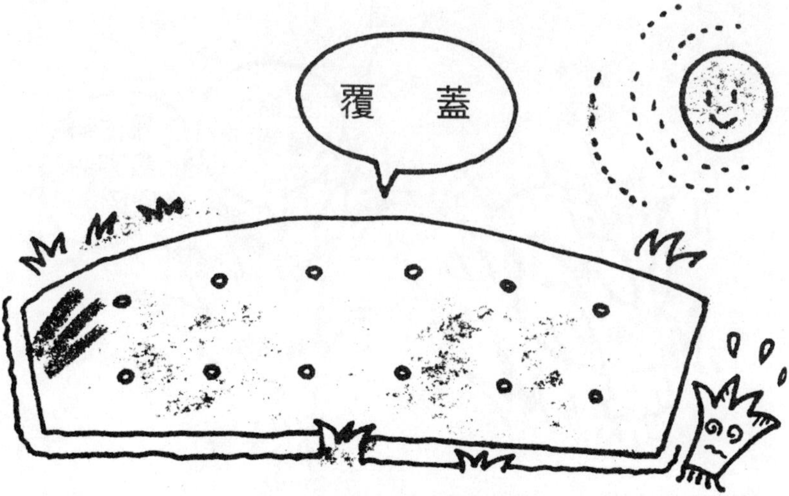

以覆蓋的方式除草

蟲害發生的雜草，一定要勤於去除。

埃及皇宮菜不斷成長的七、八月時，雜草也長得很好。如果放任不管，具有生命力的雜草會遍布整個菜圃，奪取重要的肥料。

除草的秘訣是，趁小的時候連根拔起。

雜草生長快速，等到種子飄落時再除草，則雜草會不斷的生長，根本來不及除草。

所以，每天發現時就要勤於除草。好不容易去除的雜草如果丟在路旁，還可能再生長。

除草也意謂杜絕病蟲害的根據地。進行無農藥栽培時，除草是非常重要的

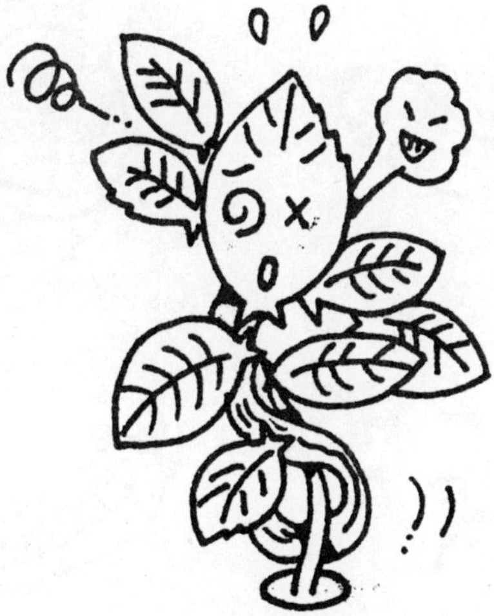
寄生於草木
的一年草
夏天開 4㎜
左右的白花
連埃及皇宮菜都要拔掉
早期發現
日本菟絲子

埃及皇宮菜的敵人

作業。

此外，在泥土表面覆蓋黑色的塑膠布等，不只能使地溫上升，而且能抑制水分蒸發，同時還有抑制雜草叢生的效果，值得一試。

●病蟲害

即使健康的人偶爾也會感冒。生命力極強的埃及皇宮菜，有時也會「生病」。以下介紹其疾病。

埃及皇宮菜的栽培過程中，偶爾會有「日本菟絲子」寄生。

日本菟絲子是一種無根的籐蔓植物。

由於無根，所以沒有辦法自己吸收

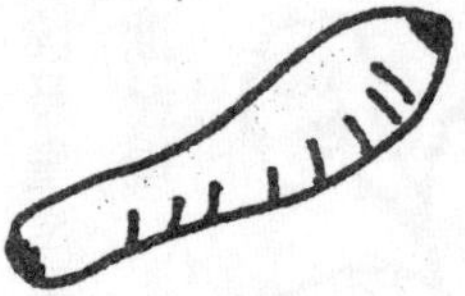

卷葉蟲

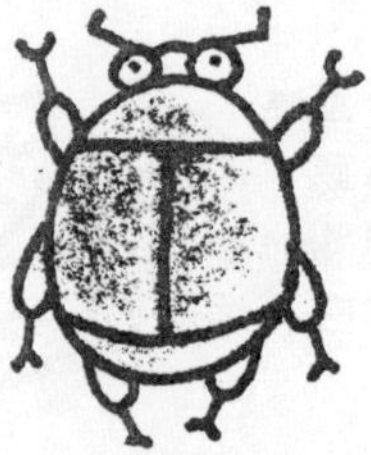

金龜子

甘藍夜蛾

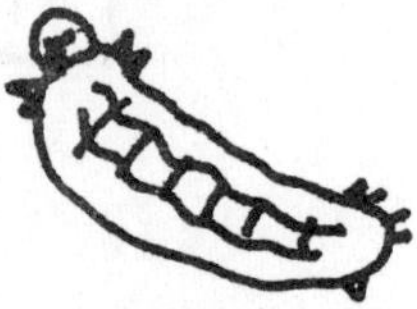

葉蟎

埃及皇宮菜的敵人

養分，只好寄生於埃及皇宮菜等其他植物上而奪取養分，使這些植物枯萎。

為了防止日本菟絲子，必須早期發現。如果發現了黃色的鈎狀或鐵絲狀的植物時，必須將寄生枝整個拔掉。

根據其他報告的害蟲發生例，包括金龜子、甘藍夜蛾、卷葉蟲、葉蟎等。

早期發現時，就輕輕地搖動葉子使其掉落，然後除蟲、燒掉。

在密植的狀態下或通風不良時，葉子偶爾會出現灰色的黴。這時一定要去除苗。

整體而言，埃及皇宮菜是能夠充分進行無農藥栽培的植物。所以可以不依賴農藥，栽培出安全蔬菜。

收穫

一石二鳥的摘蕊

埃及皇宮菜生長快速，播種後大約一個月到二個月就可以採收了。例如，在關東地方五月下旬播種，到了七月下旬就進入收穫期了。收穫可一直延續到九月，在這段期間都可吃到埃及皇宮菜。

●摘蕊

黃綠色蔬菜埃及皇宮菜可生長至二公尺高。

長得太高當然很難採收了。為了抑制其高度，使採收作業輕鬆，所以配合其生長階段進行摘蕊作業。所謂摘蕊作業，簡單地說就是主枝摘芽。

植物是由主枝的前端生長，因此摘除之後就不會再往上長了。

摘蕊作業

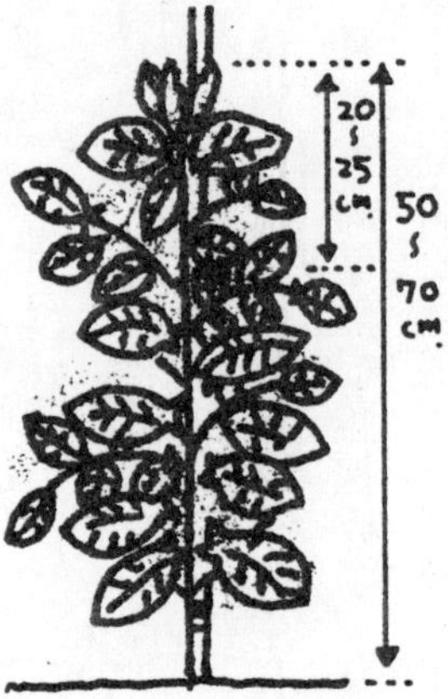

①從生長點開始，在 20～25cm 的位置用剪刀或園藝用的剪刀摘蕊。

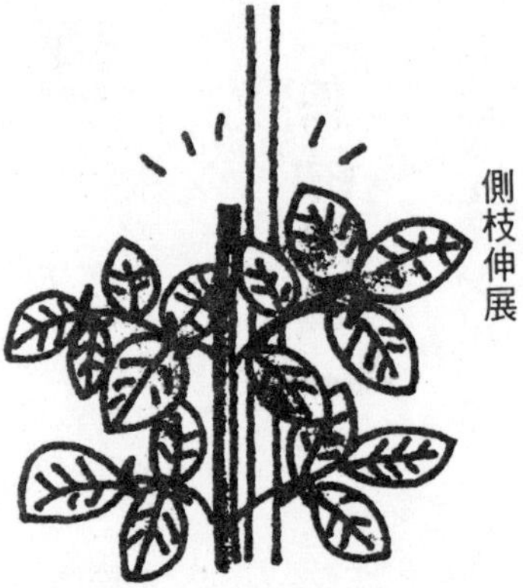

②進行主枝摘蕊時，側枝會生長，就能長出許多葉。

無處可去的養分就會到達側枝（脇芽）。也就是說，摘除主枝前端不只能抑制埃及皇宮菜的高度，同時可使側枝不斷生長，形成大的葉子。

高度達五十～七十公分時，為使側枝能充分成長，在距離生長點二十～二十五公分處摘蕊。

摘下的部分當然可以吃，也就是說，這是頭一次收穫。

側枝（脇枝）的量與收穫量成正比，所以如果能高明地摘蕊，就能使側枝伸展，長出茂盛的葉，整個夏天都能享受收穫之樂。摘蕊可說是一石二鳥或一石三鳥的作業。

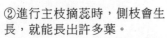

追　肥

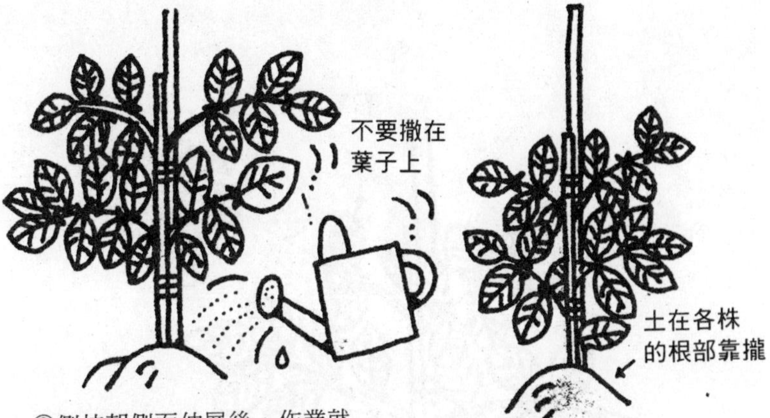

②側枝朝側面伸展後，作業就很難進行，所以須以兼具澆水的作用施撒液肥。從較低的位置澆淋，不要沾到葉子。

①摘蕊作業結束後，在各株附近進行追肥。

●追肥

埃及皇宮菜的收穫期間很長，因此光靠元肥並不夠。尤其是生長時期，為避免肥料缺乏，因此必須追肥。

等到葉子生長茂密後，作業就很難進行了，因此追肥時期在摘蕊作業結束時較好。

蔬菜用的配合肥料（或是化學合成肥料）準備好後，在距離各株稍遠的場所，每一平方公尺施肥一五〇公克。

第二次的追肥必須仔細觀察葉子等的生長狀況而進行。如果莖部帶紅或葉子稍微發黃時，就是危險、警告信號，必須要使用追肥了。

收 穫

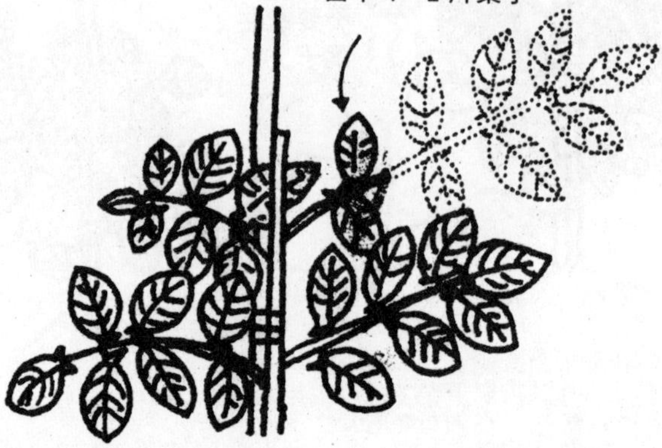

側枝生長後，田壟間變得狹窄，可將複合液肥稀釋五百倍之後，兼具澆水的作用而施肥。這時必須避免淋到葉子，仔細進行作業。

●培 土

化學合成肥料的有效成分，會被雨沖掉或容易蒸發，因此在追肥的同時也要進行培土作業。

注意不要損傷根部，在田壟中略為耕土，用土覆蓋肥料。同時各株的根部也要覆土，可防止植株倒下。

●收 穫

從側枝採摘葉時，必須留下一～二

片葉摘葉。

埃及皇宮菜的分枝性很強，因此越是採摘，側枝越增加，收穫量也會增加，是很經濟的蔬菜。

一旦摘葉後的側枝，大約十天左右又會長一片葉子，八月的暑熱時期，葉的生長旺盛，大約五天左右就會長出來。採收的秘訣是，等到剩下的葉子充分展開（展葉）後再摘葉。

在國內的採種較少

●採　種

埃及皇宮菜收穫結束後，在各節會開出可愛的黃色花。當氣溫開始下降時，有元氣的埃及皇宮菜也形成枯萎狀態。

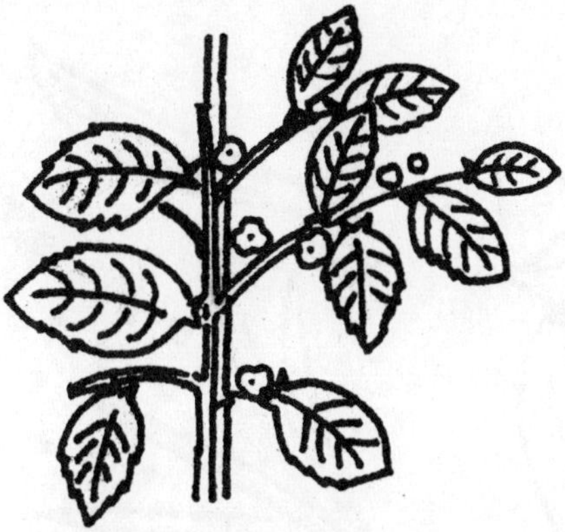

枝的各節長出楚楚動人的花

保　存

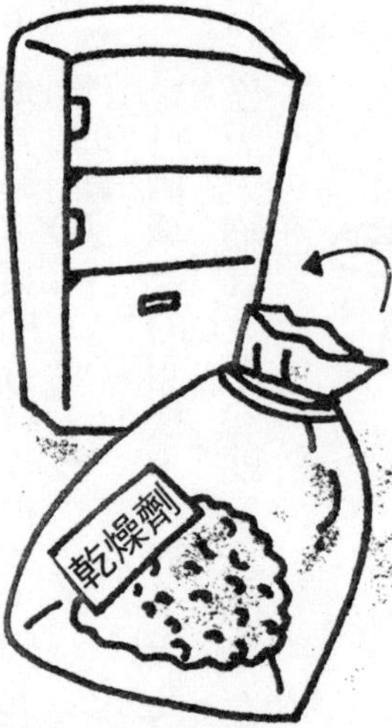

放在陰暗處保存

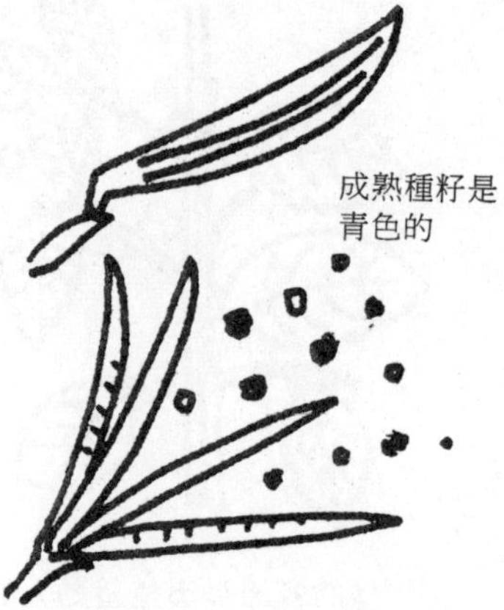

莢與種籽

終於出現茶色的莢，裡面有略帶青色、具有光澤的種籽。

和其他植物經常出現的茶色種籽不同，埃及皇宮菜的成熟種籽是青色的。茶色的埃及皇宮菜種籽是不成熟的種子。

在埼玉縣園藝實驗場進行的發芽實驗發現，青色種籽的發芽率為八三％非常高，而茶色種籽只有六％非常低。

種籽形成的時期氣溫降低，或是沒有辦法維持必要溫度時，就無法形成成熟的種籽，而只是未成熟的茶色種籽而已。

在國內因為氣候的關係，現階段自家採種很困難，大都利用進口種籽較為安全。

今後埃及皇宮菜的栽培，該如何成功進行自家採種，是最重要的課題。

埃及皇宮菜的栽培在全國各地急速擴展，各種研究都在進行中，而育種的研究成果也開花結果，相信不久的將來，良質的國產種籽就會在市面上出現了。

●保　存

一次的栽培沒有使用完的種籽，及採種後的種籽，和乾燥劑一起放入塑膠袋中，放在冰箱等陰暗處保存。

埃及皇宮菜種籽的發芽持續力，大約能維持二年。

放入乾燥劑、注意保存狀態，則就算超出二年以上，對發芽也不會造成影響。

購買種籽時，以埃及皇宮菜的巴拉弟種品質較佳。

花盆栽培

埃及皇宮菜植株放任不管時，高度可達二公尺，藉著摘蕊的方法，就可抑制其高度在一公尺以下。

如果在陽台或庭院等有限的空間裡利用花盆，也可以進行簡單的栽培。利用花盆等容器栽培，對於重要的幼苗期的溫度管理也比較簡單。此外，在惡劣的天氣時，可以立刻移動場所，具有這些優點。也就是說，栽培的條件能以人工的方式製造出來。

但是另一方面卻也受到限制，無法得到自然的恩惠，所以必須注意土壤、澆水、追肥等問題，才是容器栽培成功的重點。

●容　器

使用大花盆、空盒子或保麗龍箱等，當然依放置場所而異，不過盡可能選擇大而深的容器。

容器的準備

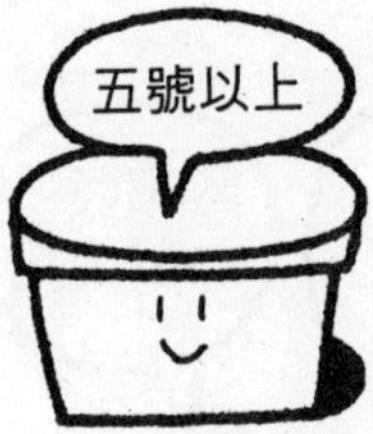

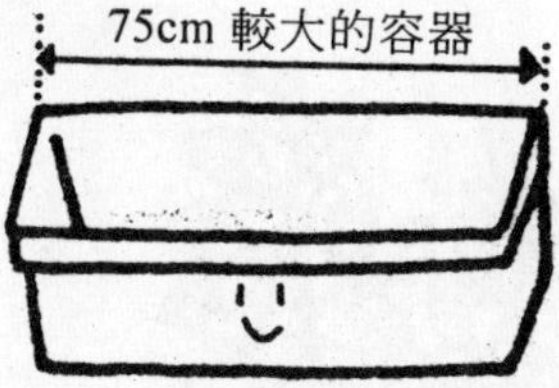

花盆：5 號以上的花盆。

大花盆：長 75cm 較大的花盆，能排水者。

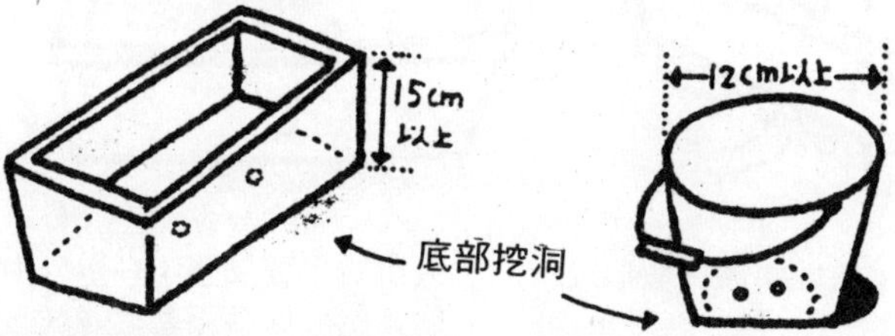

保麗龍箱或空箱子：深度需 15cm，挖排水用的洞。

水桶：直徑 12cm 以上。挖排水用的洞。

利用花盆時，準備五號以上的大花盆。沒有大花盆時，使用水桶也不錯。

方形花盆必須選擇能自然排除多餘水分的花盆。空盒子或保麗龍箱、水桶等，必須在底部製造排水用的孔。

栽培容器必須選擇較大的，因此加入土壤後會變成非常重。

移動花盆時，光是抓住邊緣則重量不穩定，因此必須扶住底部搬運。

●放置場所

利用容器栽培時，日照條件是

大花盆或花盆的處理方法

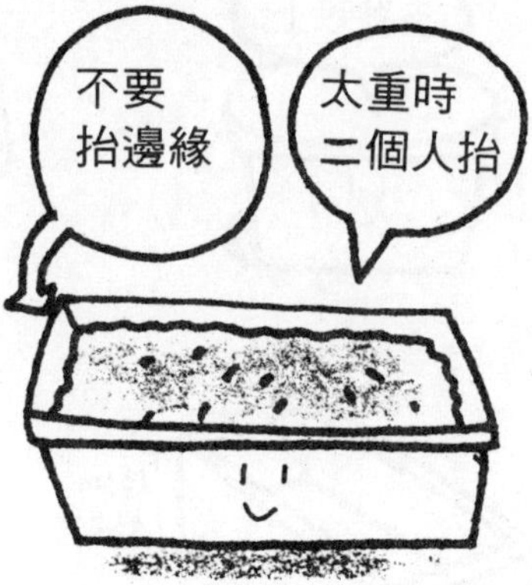

①太重時不要勉強，一定要由二個人抬。同時不要抬邊緣。

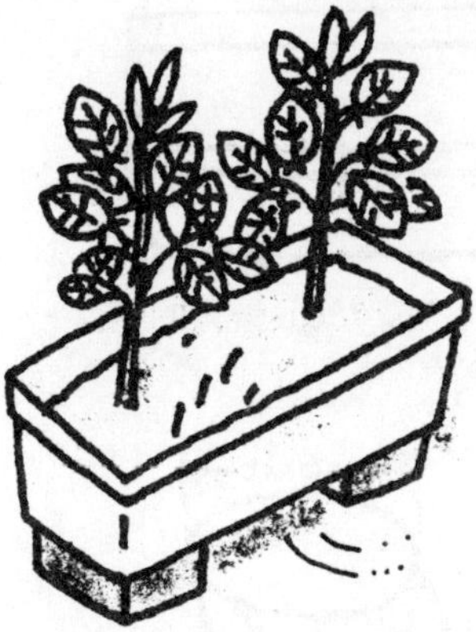

②盛夏時，在地面鋪磚塊形成空間。

最大的問題。必須選擇能夠晒到陽光的場所，一天要晒太陽二小時以上。

但是在盛夏季節持續時，陽台等狹窄場所的氣溫可能會非常高。

如果放任不管，則即使喜歡高溫多濕的埃及皇宮菜，也會逐漸衰弱。

容器直接放在地面上時，泥土悶熱，會成為植物衰弱的原因，因此，可使用磚塊或木片等墊在容器下方，製造空間。

此外，生長期的埃及皇宮菜不耐風。如果居住於高樓大廈中，不要將容器擺在會吹到強風的陽台。

如果只能擺在強風處，一定要豎立支柱，避免花盆等被風吹倒。利用容器

栽培時的不良環境

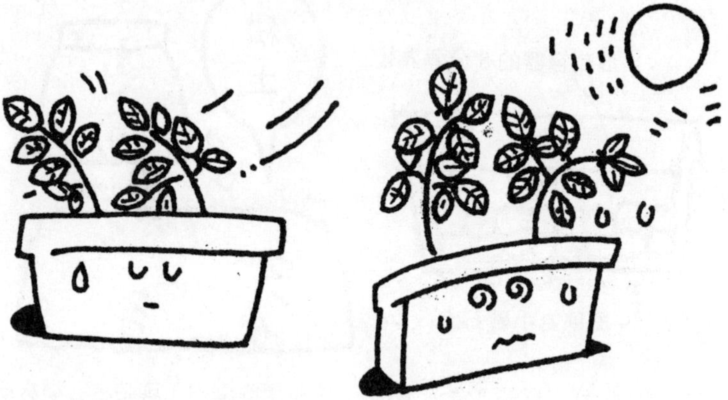

②刮強風的日子不要擺在陽台。　①盛夏時節不要長時間晒太陽。

栽培時，有效避免陽光、風等配合必要狀況的保護措施是很重要的作業。

●土壤

利用容器栽培埃及皇宮菜時，並不需要使用特別的土壤。只要利用栽培普通植物的土壤就可以栽培了。

如果使用由腐葉土和堆肥的田壟土和菜園中的土是最理想的，但是在都會中卻沒辦法這麼做。

身邊的土當然以庭院的土是最方便的，但是家庭庭院中的土一般都被踐踏變硬，屬於較貧瘠的土。

這時，可利用苦土石灰中和，將腐葉土和堆肥等有機肥料撒在土上，充分

土壤結構

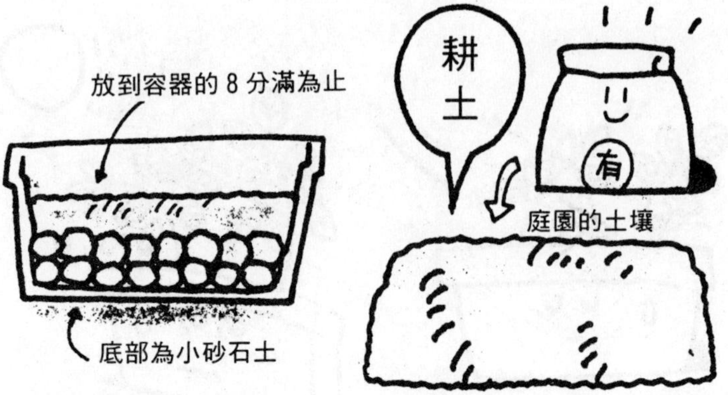

①使用庭園的土壤時，必須施撒有機肥料耕土。

②泥土裝到容器的 8 分滿為止，底部放入小砂石土。

耕土。也可以和加入蔬菜用的配合肥料等。

貧瘠的土壤如果撒上有機肥料，到產生效果為止需要較長的時間。播種前必須有充裕的時間，事先製造具有柔軟團粒構造的土壤。

如果無法做到這一點，只好利用園藝店販賣的培養土。

培養土中含有一些肥料，用以製造土壤非常方便，使栽培更容易成功。

為了使根部穩固，需要很多的土壤，但是如果連澆下去的水都會溢出來也不行，因此，以容器八分滿的分量為標準。如果使用七五公分的大花盆，大約需要三十公升的土。

用報紙等覆蓋

用報紙等覆蓋

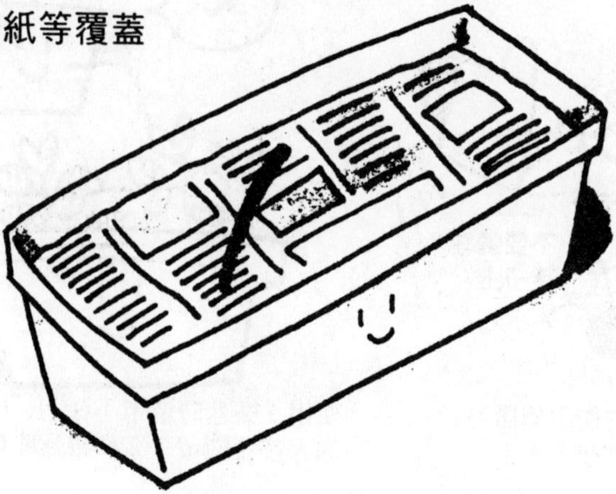

基本上，為了保持容器底部良好的排水狀態，要放入較硬的泥土或小石頭。

●播種

大花盆或保麗龍中，可利用免洗筷做成二～三公釐的淺播溝，以條播的方式播種。

利用花盆或水桶等栽培，最後變成一株時，表土上播種即可，注意不可太厚。

埃及皇宮菜的種籽非常小，覆土必須避免鹿沼土等較粗的土，必須利用較細的土覆蓋種籽。

充分澆水，與移植栽培同樣地，為

追　肥

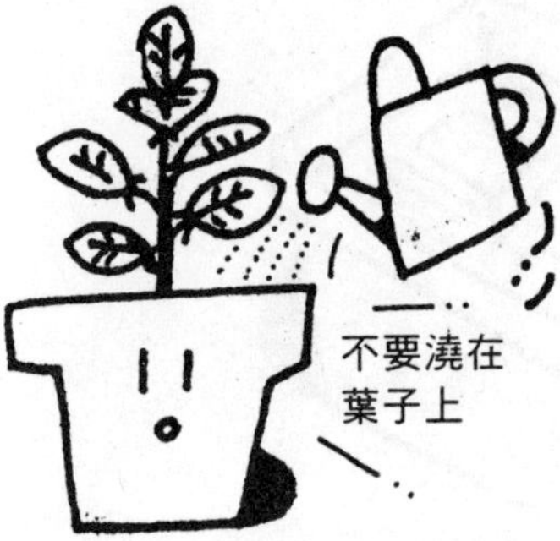

兼具澆水的作用施撒追肥。注意不要澆在葉子上。

疏　苗

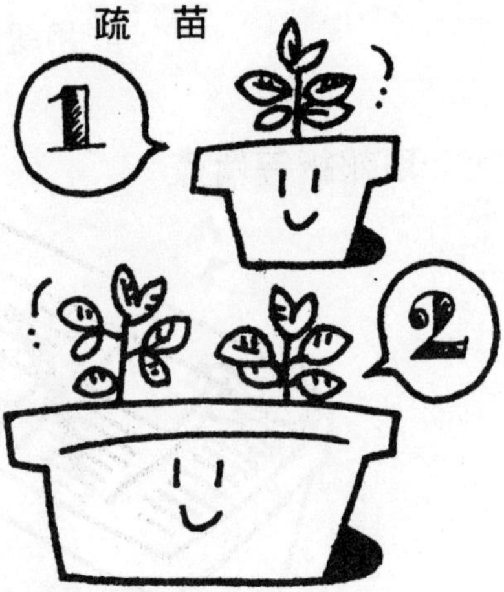

使用 5 號盆時留下 1 株。長 75cm 的大花盆則留下 2 株較為理想。

了保濕及防止乾燥的目的，可利用報紙等覆蓋表土。

這個階段的氣溫如果較低時，可利用家庭中的黑色垃圾袋覆蓋。

到發芽前每天觀察，避免使其徒長。

開始發芽後，立刻去除蓋布。

●疏苗

發芽後的苗如果保持原有狀況栽培，則密生的狀況會造成發育不良。

因此，生長狀態不佳時，就必須分幾次疏苗，只留下成長狀況良好的苗。

五～十號的花盆可種一～二株，較大的花盆則種二～三株。

澆　水

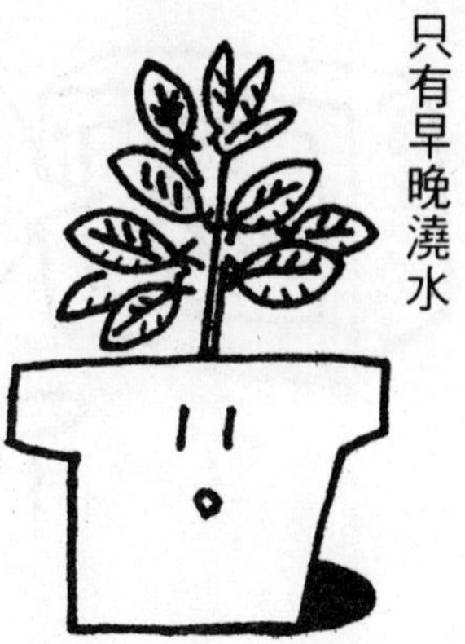

①不要 1 天澆好幾次。

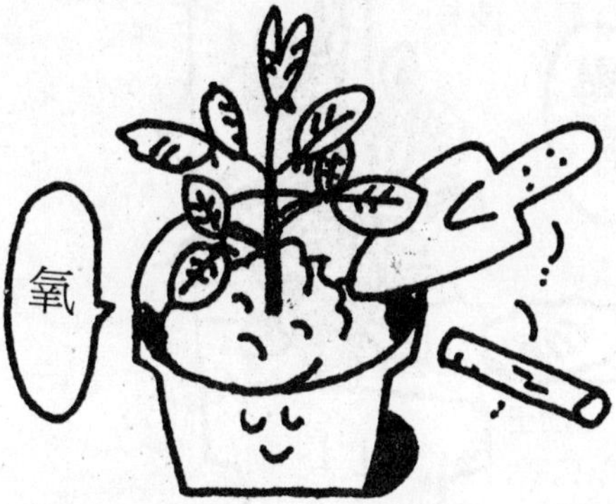

②用鐵鏟或棒子翻土，使氧到達根部。

雖然有些浪費，但是在有限的面積中栽培時，應盡可能建立更好的條件。

●追肥

利用容器栽培時，如果一次施撒大量追肥，反而會使根和葉因養分過多而枯萎。尤其幼苗期施用追肥時一定要慎重。

生長到十公分左右時，可觀察其生長狀態，兼具澆水作用施以液肥。

避免淋在葉和莖上，仔細地施肥。

此外，進行容器栽培時，因為澆水和雨水可能使肥料從排水口流失。

這時追肥就沒有任何意義了。所以必須防止過剩的水分流失。

防止倒下

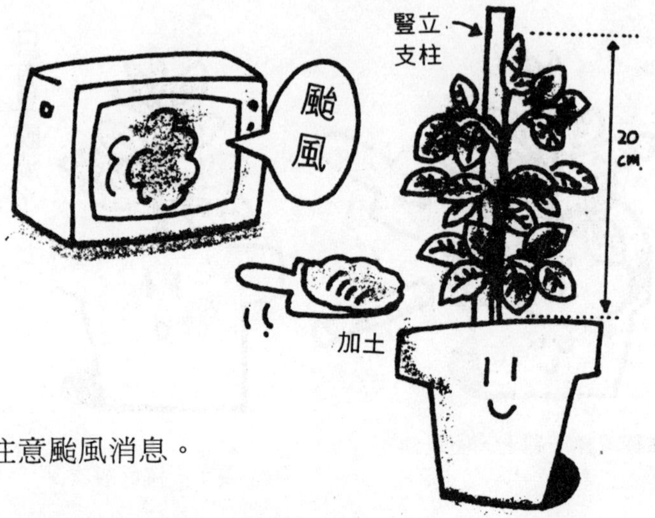

注意颱風消息。

●澆　水

七、八月的暑熱時期，埃及皇宮菜的生長旺盛，因此需要大量的水。土壤看起來比較乾燥。

所以，夏天早晚需各澆水一次。

但是，水分太多也不好。如果土壤一直保持潮濕的狀態，會引起根部腐爛的情形，而且地溫無法上升，會延遲生長。

所以，不要每天習慣性地澆水，必須觀察土壤的狀態，有必要時才澆水。

反覆澆水時，土的表面會變硬，所以偶爾要用棒子等翻土，使土柔軟。

翻土後能使土中含氧，使根部的生

收　穫

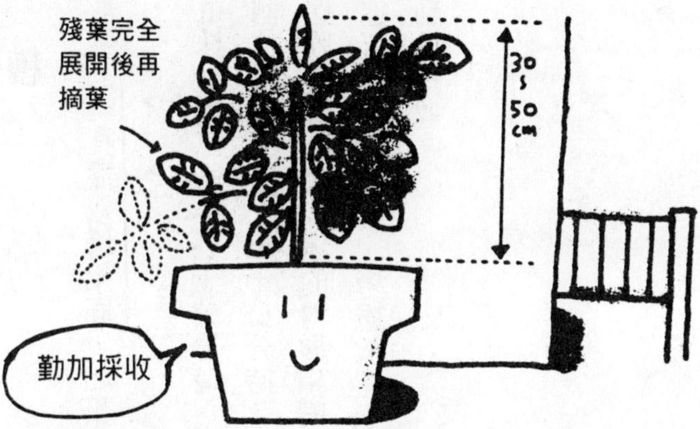

剪掉側枝時，為使其他的枝再長出來，因此採收時必須留下2～3節。

長良好。

●防止倒下

植株高二十公分時，必須立柱以防止倒下。

利用容器栽培時，泥土會和水一起從排水口流出，也是造成植物倒下的原因之一，察覺了這一點就要加上新土。

使土距離植物近一些，就不會使其倒下。

最需要進行防止倒下作業的時期，就是颱風來臨的時期。多留意天氣預報，能移動時事先搬入玄關中，採取防風對策。

●收穫

基本上與直播栽培相同，如果太大則很難栽培，所以用容器栽培時，必須早點採收。

植株長到三十～五十公分時，就要進行摘芯，使側枝充分成長。

側枝長到二五～三十公分時，留下二～三節，一邊使側枝增加一邊採收。

採收時與一般栽培的情形相同，等到殘葉完全張開時再摘葉。

進行容器栽培時，考慮放置場所和較小的土壤面積的關係，為避免植株過大，必須勤於採收。

第四章
簡便埃及皇宮菜料理

口味清淡的埃及皇宮菜

沒有澀味是魅力之一

『為了維持健康，以營養均衡的飲食為基本要件。』

這已經是一般人的常識了，大家都知道要這麼做。

但是，一般家庭的飲食生活大都偏重於肉或魚等動物性食品。

雖然知道道理，但是卻沒有活用於現實生活中。

魚、肉等的蛋白質、脂質和醣類會轉換為熱量。維他命、礦物質能幫助這些物質轉換為熱量。

如果過著營養不均衡、礦物質不均衡的飲食生活，體調會逐漸瓦解，也會成為各種疾病的原因。

國人的飲食生活以偏重動物性食品的歐美型之飲食生活為主流。成人病患者的年輕化、慢性病的急增，都是受飲食生活變化的影響。

所以，此時更需要重視含有豐富維他命、礦物質的黃綠色蔬菜。

優良的黃綠色蔬菜與淡色蔬菜相比，氣味較重、味道具有個性，雖然知道對健康很好，可是很多人會敬而遠之。最可悲的是最需要蔬菜的兒童卻討厭吃蔬菜。

埃及皇宮菜屬於黃綠色蔬菜中。味清淡、沒有澀味的蔬菜。從大人到小孩，連討厭吃蔬菜的人，吃起來都覺得很美味。

況且，埃及皇宮菜在黃綠色蔬菜中的維他命及礦物質含有量居於領先地位，因此必須盡可能每天都吃。

談及料理方面，沒有澀味、清淡的口味也是一大魅力。因為能與所有的食材搭配，不需要挑選料理法。可煎、煮、炒、炸，當成日常飲食的配菜或醃漬菜、做蛋糕等，能廣泛地活用。

埃及皇宮菜可說是變幻自如的超級蔬菜。

另外一大特徵是剁碎之後會產生粘液。同樣原產於阿拉伯的蔬菜秋葵具有獨特的粘性，深受國人喜愛。而埃及皇宮菜也會成為國人喜愛的蔬菜。

到了夏天，國內就可以吃到埃及皇宮菜的生葉。其他的季節也可以購買到粉末或乾燥葉。奇跡的蔬菜，埃及皇宮菜可隨時隨地擺上餐桌。

一定要利用埃及皇宮菜裝飾你的餐桌。

充滿營養、適合任何料理的埃及皇宮菜，廣受大眾喜愛。

藉此可擁有健康的生活。

埃及皇宮菜的保存秘訣

埃及皇宮菜是比較容易受傷的蔬菜，如果在自家栽培時，每天只採收食用的分量，可保持新鮮狀態調理。

在超市購買時，購買當天吃完是最理想的狀況，如果吃不完時，必須用保鮮膜包住，放入冰箱的蔬菜保鮮室中保存。

如果是乾燥保存品，一整年都可以吃到埃及皇宮菜。

●當天調理

買回的當天就使用，如果還留下一些，可以在杯子或容器中放水，莖朝下將埃

埃及皇宮菜的高明保存方法

①用濕報紙包住防止乾燥，盡早使用完。

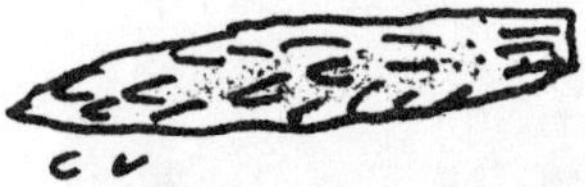

②煮過後進行冷凍保存
重點是擠乾水氣。
自然解凍後擠乾水氣就可使用。煮的時候使用冷凍埃及皇宮菜也可以。

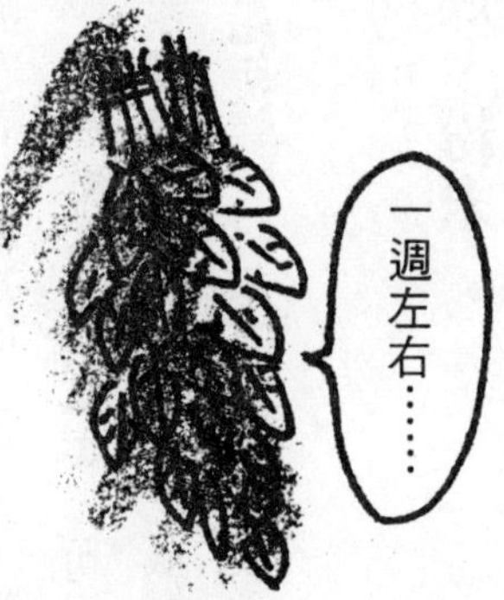

③乾燥保存
整枝掛在走廊下，需要花 1 週的時間乾燥。浸泡在水中就能恢復原狀。

及皇宮菜放入容器中，放入冰箱中保存。

如果冰箱中沒有空間時，則放置於不會直接晒到陽光或吹到風的涼爽場所。

●不立刻使用時

買回的當天不使用，或是自家栽培而一次大量採收時，放任不管會枯萎，因此，必須用濕報紙包住，放入塑膠袋中，再放入冰箱的蔬菜保鮮室保存。

●冷凍保存

長期保存時，要冷凍生葉。考慮

冷凍庫的空間，略為切碎後放入塑膠袋或密封容器中，放入冷凍室冷凍。

為了節省解凍後的麻煩，可以略煮後分為小包，用保鮮膜包住，或是放入密封容器、塑膠袋內再冷凍，也是很好的保存方法。

比起新鮮的生葉而言，味道當然較差，但是依調理法不同，也可以彌補這個缺點。

●乾燥、粉末

夏天是埃及皇宮菜的上市時節，冬天則無法吃到生葉。但是利用乾燥保存，便隨時都可以吃到。

將新鮮的埃及皇宮菜葉子攤開在報紙上，在太陽下晒二～三天，使其乾燥。

略微揉搓後，在罐子裡放入乾燥劑，再放入埃及皇宮菜一併保存，則一年四季都能享受埃及皇宮菜料理。

放在太陽下晒乾是最好的辦法。利用微波爐也可使其乾燥。

乾燥的葉子放入果汁機中攪拌成粉末，做麵食或點心時可以利用，可使料理更富於變化。

《埃及皇宮菜料理》

煮、湯類、煎
炸、炒、剁碎
醃漬菜、粉、乾燥菜、碎屑

煮

自古以來，燙青菜就是方便的料理。因為口味清淡，所以燙的工夫很重要。短時間內燙好，能夠發揮素材原有的味道，而且充滿營養。

材料（4人份）

埃及皇宮菜	200g
柴魚片	適量
高湯	1大匙
醬油	2小匙

作　法

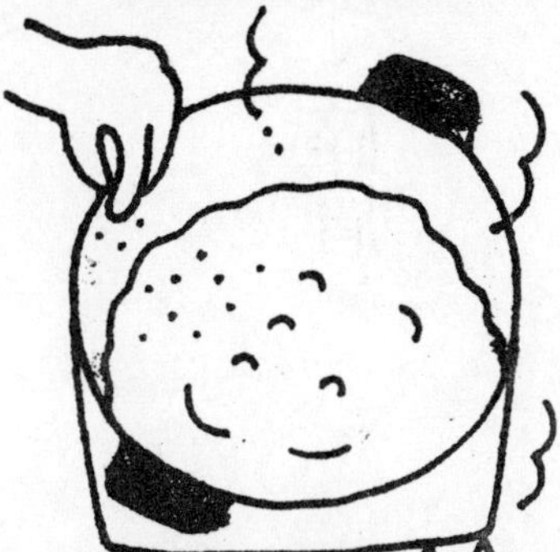

①在較大的鍋中煮滾水，加入1把鹽，使青菜燙起來的顏色美麗。

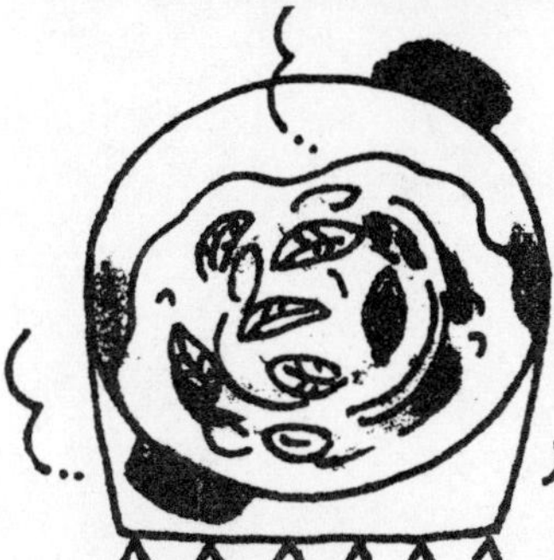

②將洗淨的葉子放入鍋中，注意不要燙太久。1～2分鐘變色後即可。這時埃及皇宮菜會產生獨特的粘液。

燙埃及皇宮菜

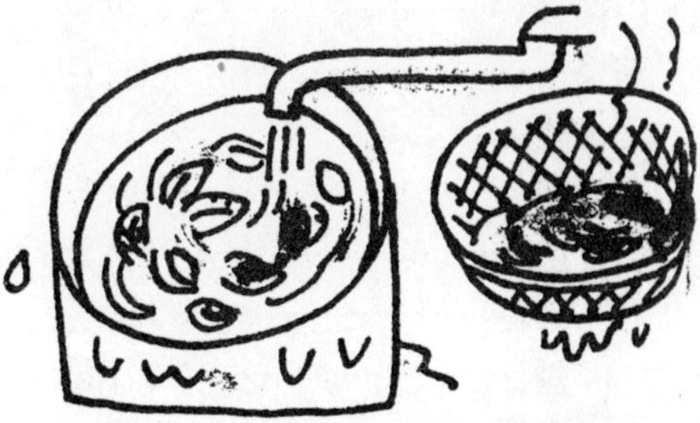

③出現美麗的顏色後，撈起放入簍子裡瀝乾水分。輕輕擦除簍子底部的粘液。

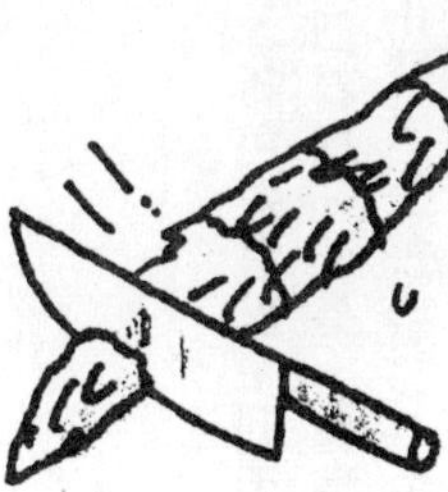

④擠乾水分時不要過於用力。切成易吃的大小。

應用例

如果燙太多而有剩餘時，可變換調味料，或是花點工夫變化料理。

拌納豆

①煮過的埃及皇宮菜切碎後，拌納豆。
②配合個人的喜好，可加入鹽、醬油、芥末等調味料。

拌芥末

①煮過的埃及皇宮菜切成易吃的大小。
②芥末和醬油混合後，調拌埃及皇宮菜。

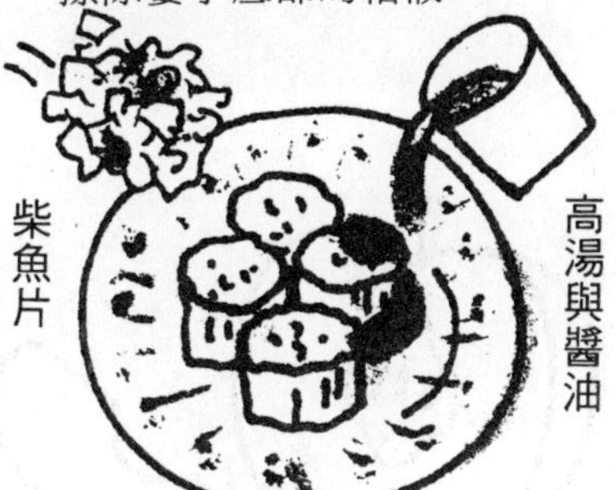

⑤調拌高湯和醬油，吃之前淋在埃及皇宮菜上，撒上柴魚片。

Memo

＊剩下的放入密閉的容器中，再放入冰箱裡保存，可以保存幾天。

煮

紅、白、綠色彩鮮豔，利用三杯醋作成的爽口料理。此外，蘿蔔泥含有很多的消化酵素（澱粉酶），因此，可和油膩的料理一起擺上餐桌。

材料（4人份）

埃及皇宮菜……………………200g
白蘿蔔……………………………200g
蘋果………………………………1/2 個
三杯醋
- 醋…………………………3 大匙
- 醬油………………………1 大匙
- 砂糖………………………1 大匙
- 鹽…………………………1/2 小匙
- 高湯、酒…………………1 大匙強

作　法

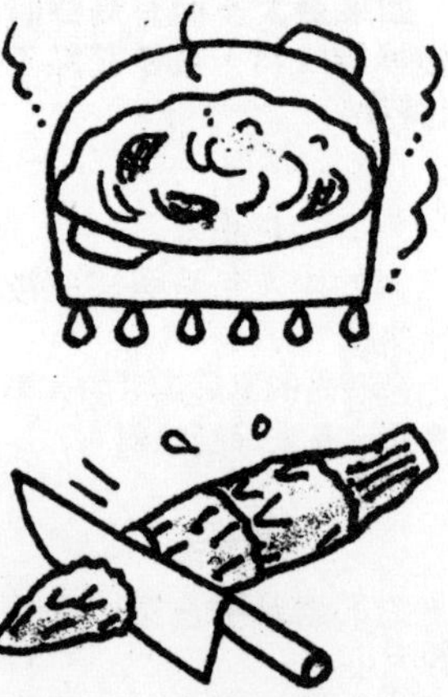

①埃及皇宮菜燙成美麗的顏色，切成易吃的大小。

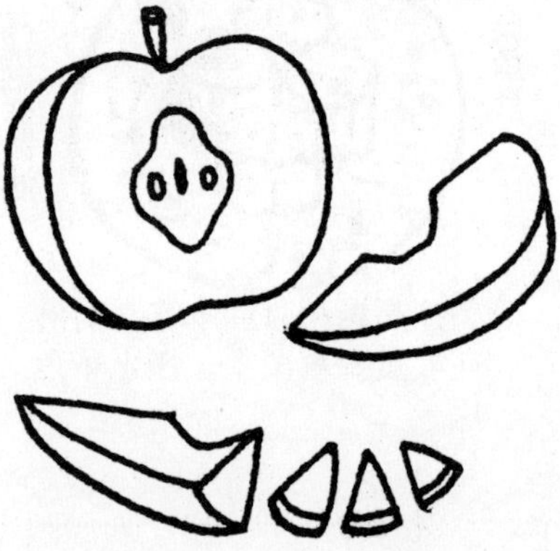

②蘋果洗淨後，連皮切成六瓣，再切成 5mm 的厚片。

埃及皇宮菜拌蘿蔔泥

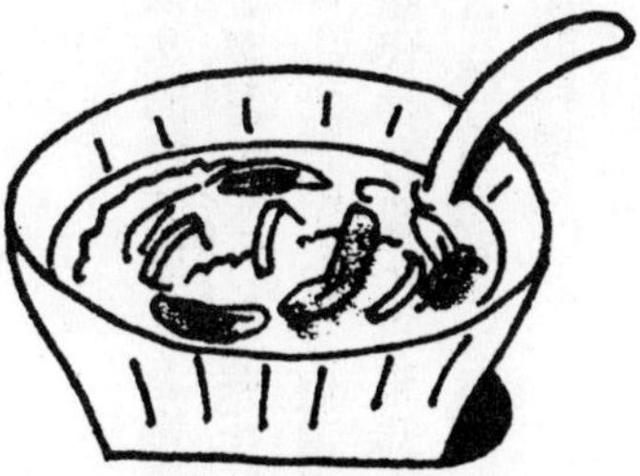

④做三杯醋，將埃及皇宮菜、蘋果、蘿蔔泥放入其中涼拌，即可盛盤。

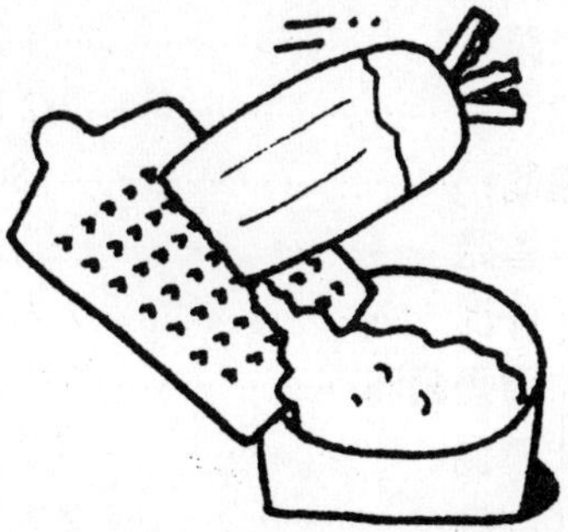

③蘿蔔去皮擦碎，略微擰乾水分。

Memo

＊蘿蔔依部位不同而有辣、甜之別，可配合料理的內容及喜好而分別使用。蘿蔔的辣味成分具有揮發性，所以在食用之前才擦碎。

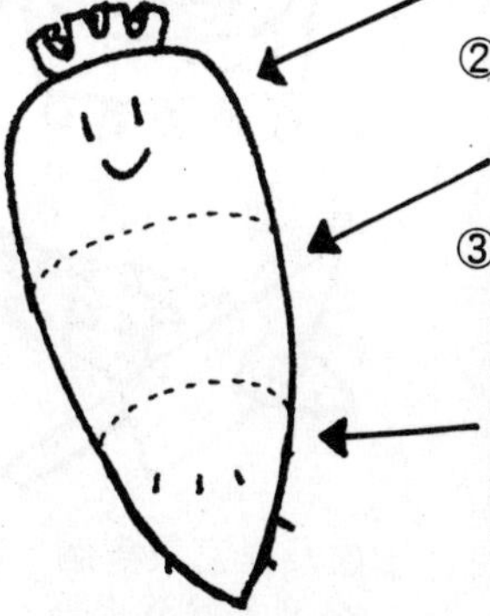

①頭部

雖然纖維質很硬，但是很甜、水分也比較多，適合用來做成蘿蔔泥或切成薄片的醋漬菜及生菜沙拉。

②中間部

蘿蔔最美味的部分。軟硬適中又甘甜，可用來煮湯。

③前端部

帶有鬚根的部分，較硬、辣味較強，做口味較重的料理或切細做成醃漬菜也可以。此外，要製作辣味蘿蔔泥時也可以使用這個部分。

煮

令人懷念的拌芝麻菜有媽媽的味道，因為豆腐瀝乾水分需要花較長的時間，因此，現在的人較少做這道菜。使用油豆腐代替豆腐，可縮短瀝乾水分的時間。忙碌時或客人突然來訪時，是作法簡便的料理。

材料（4 人份）

埃及皇宮菜		50g
油豆腐		1 塊
蒟蒻		1/2 片
胡蘿蔔		80g
新鮮香菇		2 朵
ⓐ	砂糖	2 大匙
	薄鹽醬油	3 大匙
	高湯	1/2 杯
ⓑ	砂糖	2 大匙
	酒	1 大匙
	薄鹽醬油	少許

作　法

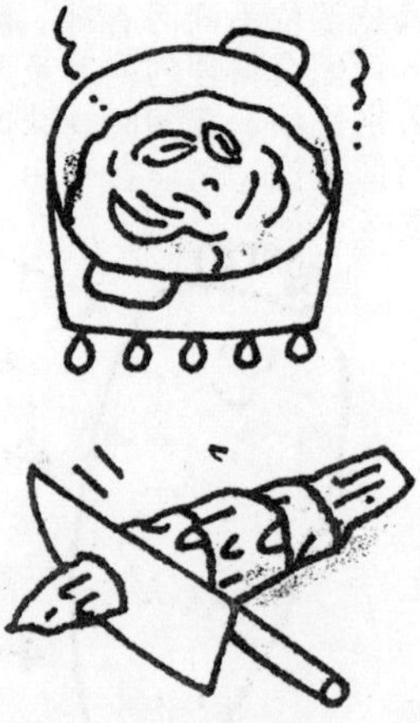

①埃及皇宮菜煮過，切成 3cm 長度，擠乾水分。

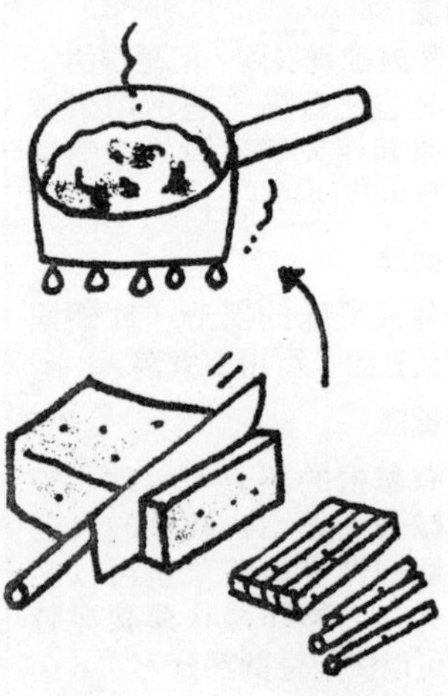

②蒟蒻切成細絲，略煮。

埃及皇宮菜拌芝麻菜

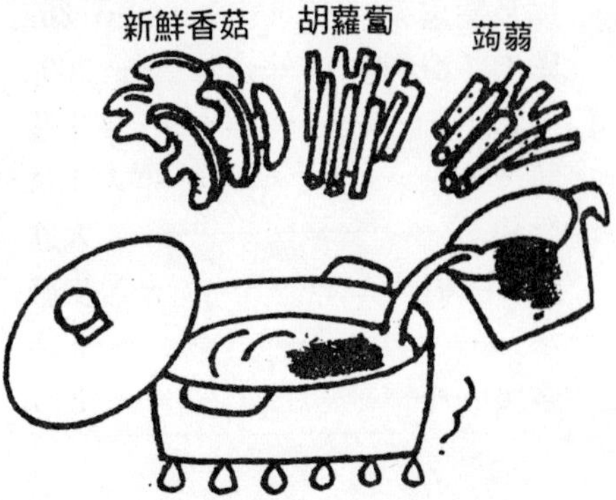

③鍋中放入ⓐ 加入煮過的蒟蒻、切絲的胡蘿蔔及新鮮香菇一起煮。

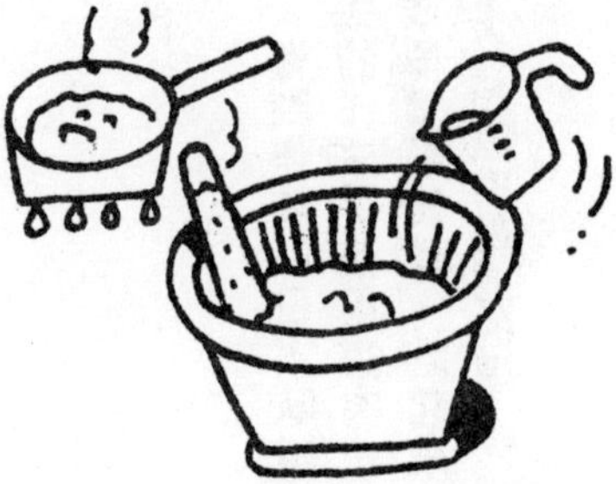

④油豆腐煮 1～2 分鐘，去除油分，放入研鉢中研碎。ⓑ放入其中混合。

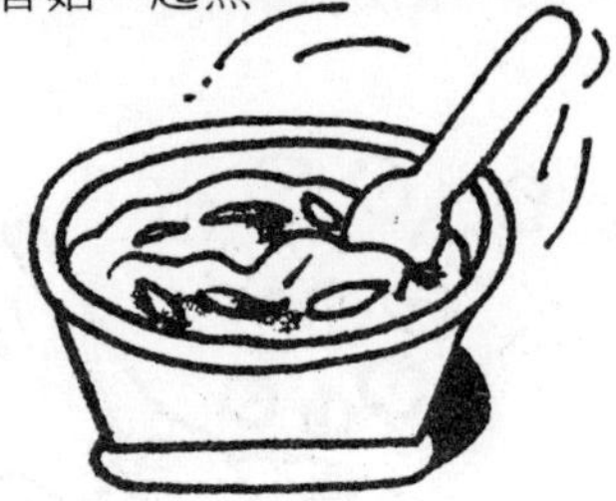

⑤食用前將埃及皇宮菜和擠乾煮汁的③放入研鉢中調拌。

應用例

純日本料理拌芝麻菜是很費時調理的一道菜，但可變成西式口味。連小孩都喜歡吃。

西式拌芝麻菜

①煮過的埃及皇宮菜切成 3cm 長度，罐頭鹹牛肉掰開。

②將 1 片油豆腐使用 1/2 杯蛋黃醬、1 大匙醬油、1 小匙味噌充分研磨，調拌①。

＊想吃辣味時加入芥末粒，吃起來更美味。

Memo

＊油豆腐會產生香氣，可以連皮一起研碎。如果希望吃起來有滑口感，可去除內容物再使用。

湯類

埃及人會製作類似日本味噌湯式的湯。正式的作法是使用兔肉，但利用其他肉或魚貝類製作，吃起來也很美味。以下介紹雞肉做成的湯。

材料（4人份）

埃及皇宮菜	80g
雞肉（腿肉）	200g
洋蔥	中1個
蒜	大1片
奶油	1大匙
鹽、胡椒	各少許
水	4杯
湯塊	2個

作法

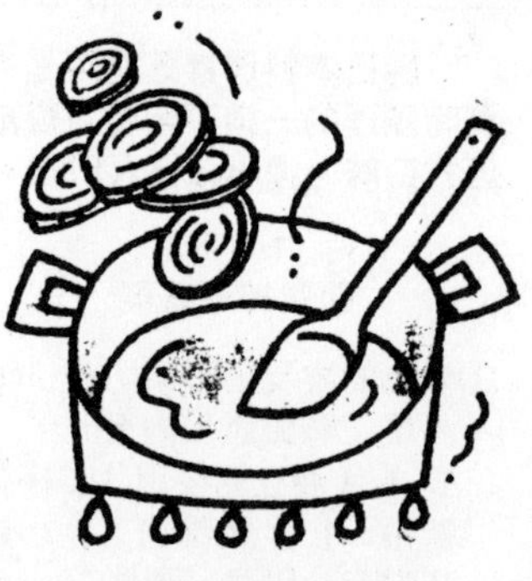

①鍋中熱油，將切成薄片的洋蔥放入，用小火炒。

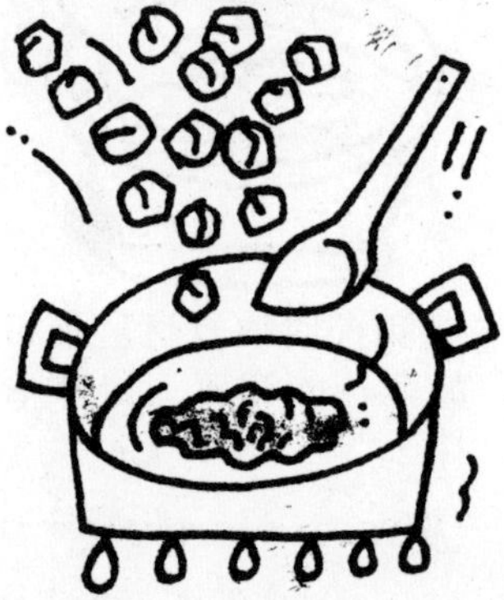

②洋蔥炒成金黃色後，加入切成一口大小的雞肉，炒到變色為止。

埃及式埃及皇宮菜湯

Memo

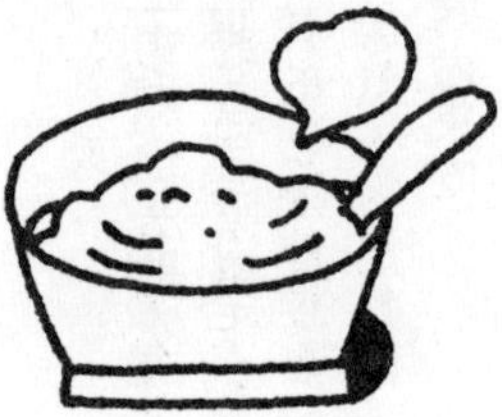

＊這道菜在埃及是淋在奶油炒飯或麵包上吃的，不過，使用白米飯吃起來也很美味。

應用例

外出前也希望吃的話，就要抑制大蒜的氣味，做成日式的湯。

海鮮湯

①菜碼是蝦、蟹、蛤仔、鱈魚等，配合個人的喜好先準備好。

②鍋中放入奶油、雞絞肉、洋蔥、蕈類一起拌炒①，倒入湯（600～800 cc）煮滾。

③煮滾後撈除澀液，加入切成細絲的埃及皇宮菜。

④加入 1～2 小匙的醬油、酒、胡椒等調味。

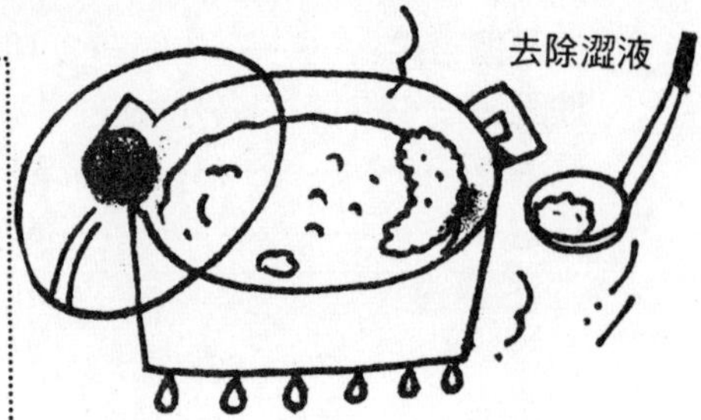

③在②中加入水和湯塊，煮滾之後用中火煮，一邊撈除澀液一邊煮 20 分鐘。

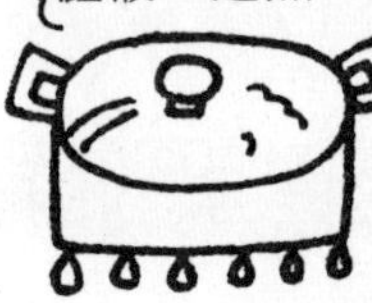

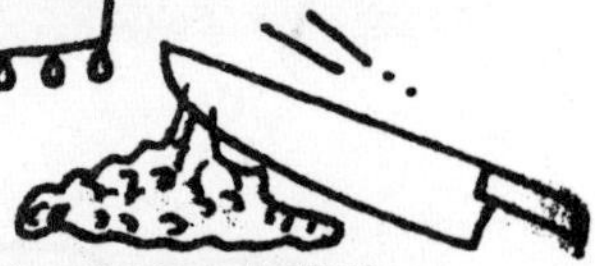

④用菜刀剁碎埃及皇宮菜葉，直到產生粘液為止，放入③的鍋中煮滾。

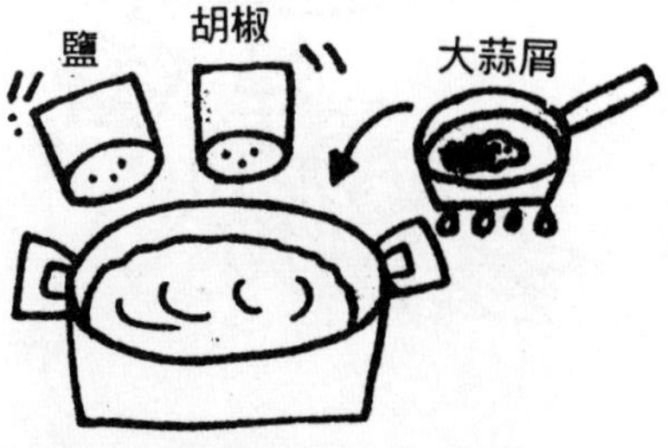

⑤用奶油爆香蒜屑，加入④，用鹽、胡椒調味。

湯類

生長在埃及的埃及皇宮菜，卻是與日本的味噌非常相合的植物。埃及皇宮菜獨特的粘液能使身體溫暖。此外，葉子柔軟、容易炒熟，最適合在早上忙碌時做來吃。

材料（4人份）

埃及皇宮菜……10g
油豆腐皮……1片
高湯……3杯
味噌……60g

作法

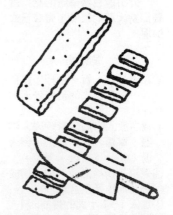

①油豆腐皮對半縱切，再切成短條狀。

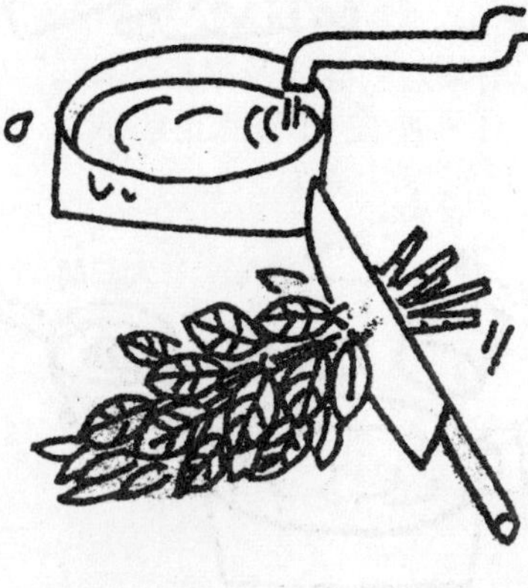

②埃及皇宮菜洗淨，略切。

埃及皇宮菜油豆腐皮味噌湯

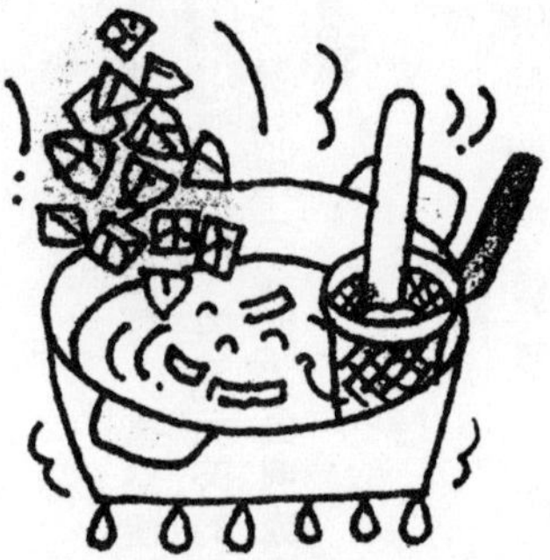

④味噌放入過濾器中，放入③中迅速溶解，放入②，煮出美麗的顏色時即可關火。

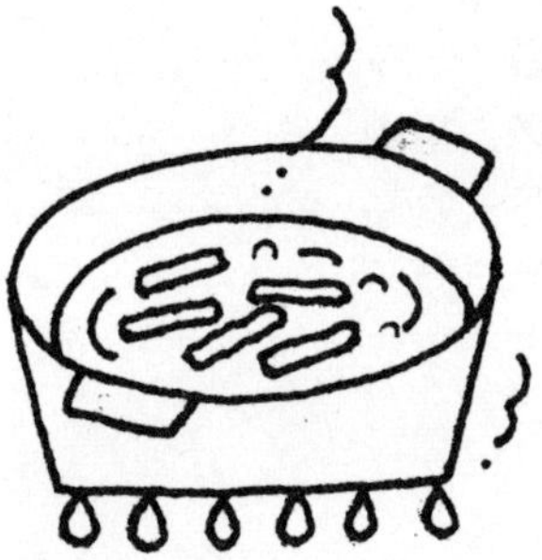

③高湯中放入①、煮2～3分鐘。

應用例

和味噌湯同樣的，肉湯也是國內的代表性湯類。埃及皇宮菜沒有澀味，非常適合搭配高級的高湯。

肉　湯

①雞肉切成薄片，撒上酒擱置5分鐘

②埃及皇宮菜略切，新鮮香菇切成薄片。

③鍋中煮滾高湯，加入低鹽醬油、鹽調味，放入雞肉和新鮮香菇。

④離火前放入埃及皇宮菜略煮。

Memo

＊蔥、馬鈴薯、山藥、青菜絲油豆腐等，都適合和埃及皇宮菜搭配。

＊用餐時間不同時，先將埃及皇宮菜另外煮過，即使煮太久顏色也不會變得很難看。

＊影響料理味道的高湯盡可能每天攝取。忙碌時可利用休假日多做一些冷凍起來，使用時就很方便了。

煎

為了產生爽脆的口感，重點在於用手不斷揉搓肉丸子。為避免肉的甘甜味流失，最初用大火將表面煎成金黃色後再煮熟。

材料（4人份）

埃及皇宮菜	25g
豬絞肉	400g
洋蔥	1/2 個
蛋	1 個
鹽、胡椒	各少許
芥末醬油	適量
番茄醬	適量

作法

①埃及皇宮菜及洋蔥切成碎屑（洋蔥可磨碎）。

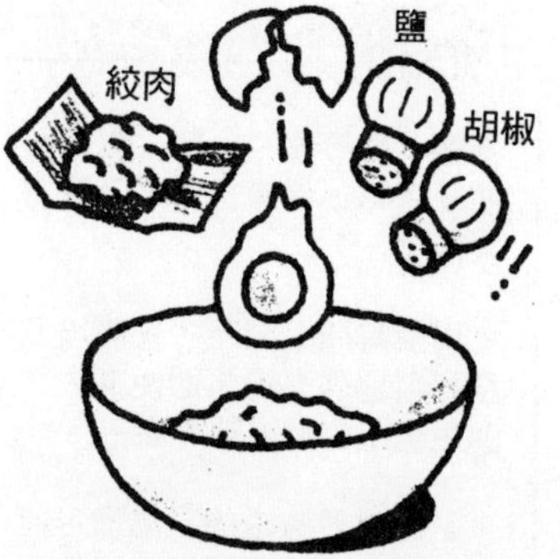

②大碗中放入①、絞肉、蛋、鹽、胡椒，用手充分調拌混合。

埃及皇宮菜肉丸子

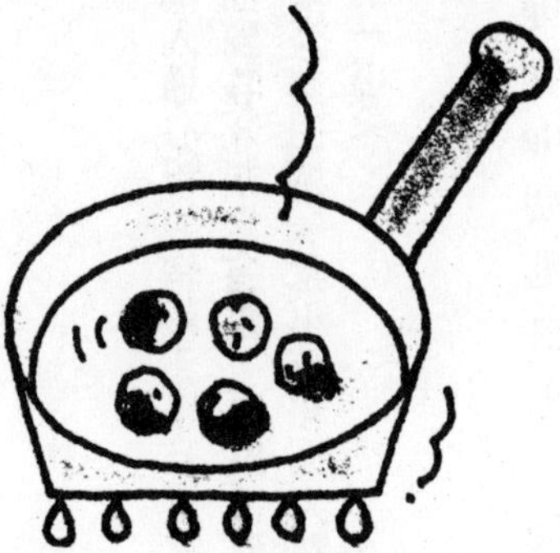

④煎鍋中熱油，最初用大火一邊滾動一邊煎③，等到表面煎成金黃色之後，再用中火煎到熟透為止。

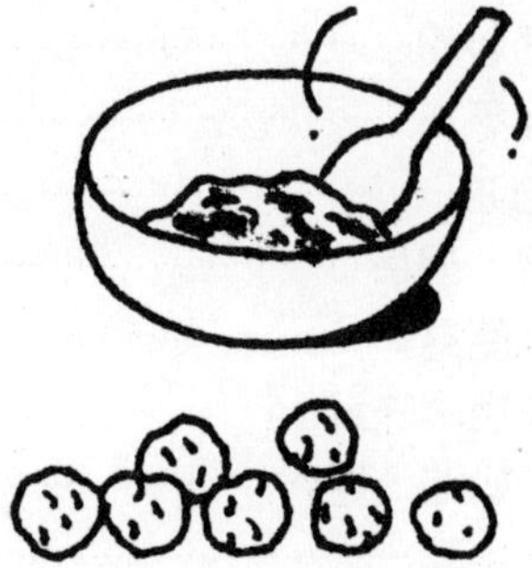

③將②分成同樣大小的肉丸子。

應用例

炸肉丸子淋甜醋

①砂糖、酒、醋各3大匙，醬油、高湯、太白粉各2大匙混合。

②肉丸子炸成金黃色。

③蔥、薑碎屑各1大匙爆香後，加入①，用大火煮成粘稠狀，加入肉丸子混合。

＊煎過之後顏色會變深，因此呈現淡金黃色時就要取出。只利用餘熱就不會煎焦，而且能夠煎熟。

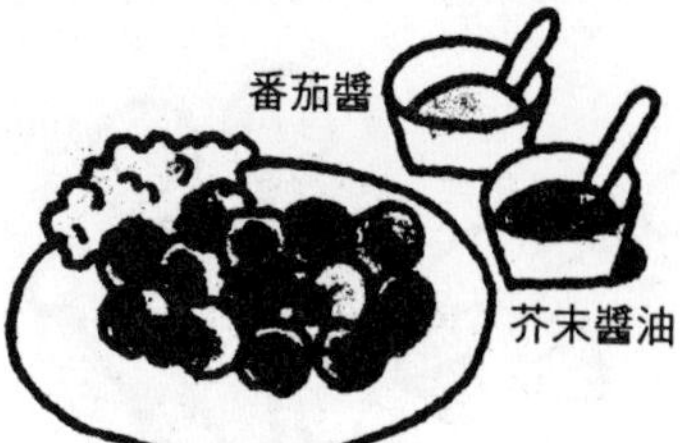

⑤煎好後趁熱沾芥末醬油或番茄醬等喜歡的調味料吃。

Memo

＊肉丸子是基本料理，因此可以多做一些冷凍起來，當成便當菜來應用也很方便。

烤

加入通心粉的烤菜。埃及皇宮菜和白色調味汁非常適合，口感很好，且能增添爽口感。是小孩和大人都會滿意的一道菜。

材料（4人份）

埃及皇宮菜	50g
去殼蝦子	200g
通心粉	150g
洋蔥	1/2個
奶油	4大匙
鹽、胡椒	各少許
乳酪屑	3大匙
白色調味汁	
奶油、麵粉	各60g
牛乳	4杯
奶油	少許

作　法

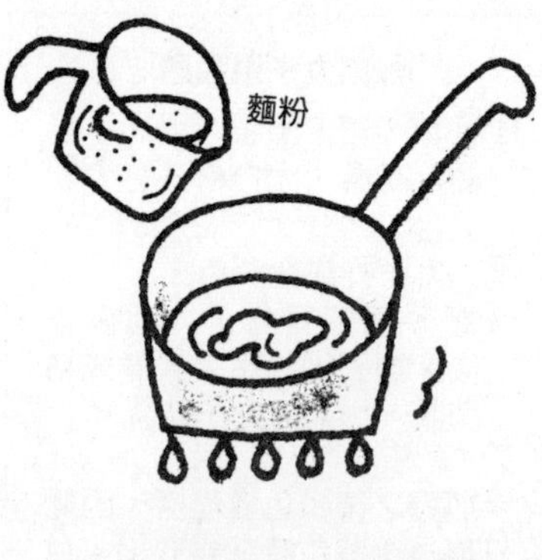

①用小火熱厚鍋，放入奶油，溶化後加入麵粉，迅速拌炒。

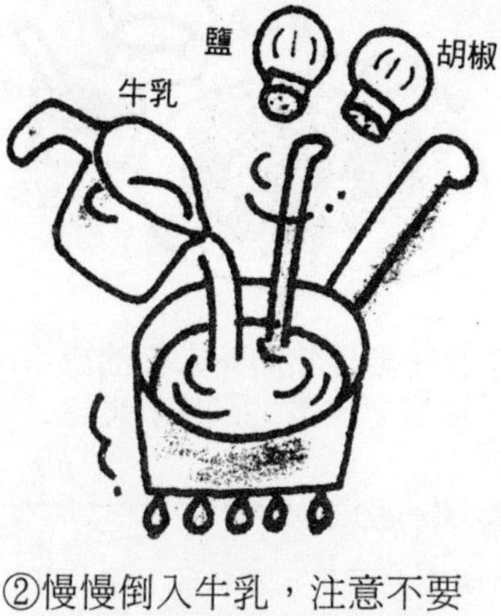

②慢慢倒入牛乳，注意不要結塊，加入鹽、胡椒調味，煮成濃稠的白色調味汁。

埃及皇宮菜蝦子烤通心粉

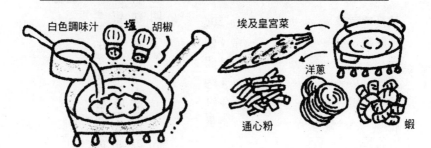

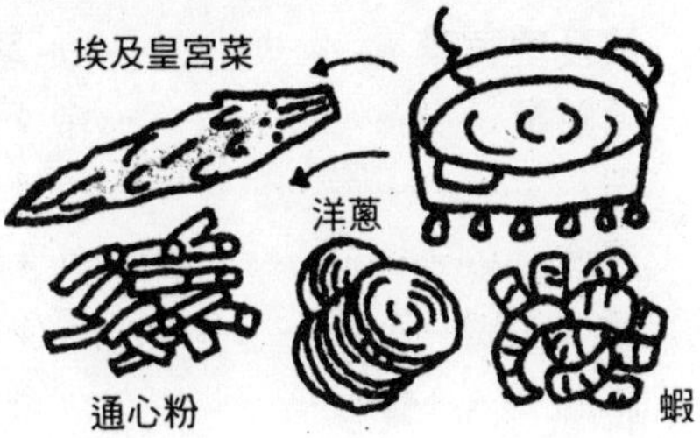

③通心粉和埃及皇宮菜先煮過。埃及皇宮菜切成易吃的大小。蝦子去除泥腸，洋蔥切成薄片。

④煎鍋中熱奶油，放入蝦子和洋蔥拌炒，炒軟後加入通心粉和埃及皇宮菜、一半的白色調味汁，用鹽、胡椒調味。

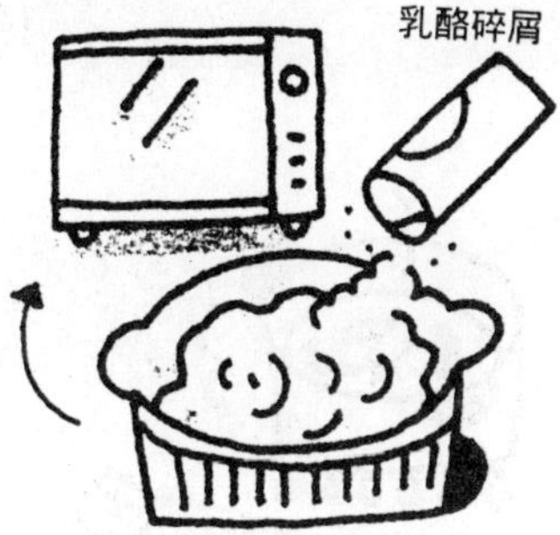

⑤耐熱容器中塗抹奶油，放入④，淋上剩下的白色調味汁，最後再撒上乳酪碎屑，放入烤箱中烤。

Memo

＊除了蝦子之外，也可以利用干貝、雞肉、花椰菜、蕈類等。

應用例

費時製作的白色調味汁可一次多做一些冷凍保存，也可以應用在各種料理中。

埃及皇宮菜奶油雞

①煮過的埃及皇宮菜和雞肉、胡蘿蔔切成易吃的大小，新鮮香菇切薄片。

②鍋中熱奶油，炒雞肉、胡蘿蔔，放入新鮮香菇，再加入足量的湯煮。

③②中加入白色調味汁，撒上鹽、胡椒，放入埃及皇宮菜，煮滾後關火。

煎

半熟的煎蛋捲也很美味。煎香噴噴的蛋捲當然更好吃了。和番茄醬一起夾在烤麵包裡，就可以做成熱騰騰的三明治了。

材料（4 人份）

埃及皇宮菜	50g
馬鈴薯	中 4 個
蛋	4 個
湯塊	1 個
鹽、胡椒	各少許
炸油	適量

作　法

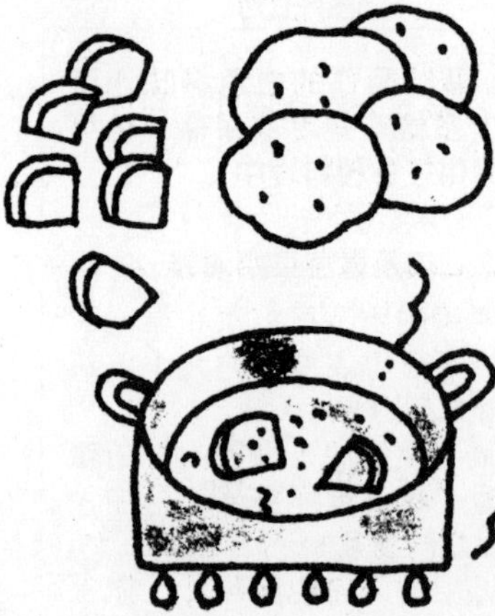

①馬鈴薯切成 5mm 厚的銀杏形，用油炸過。

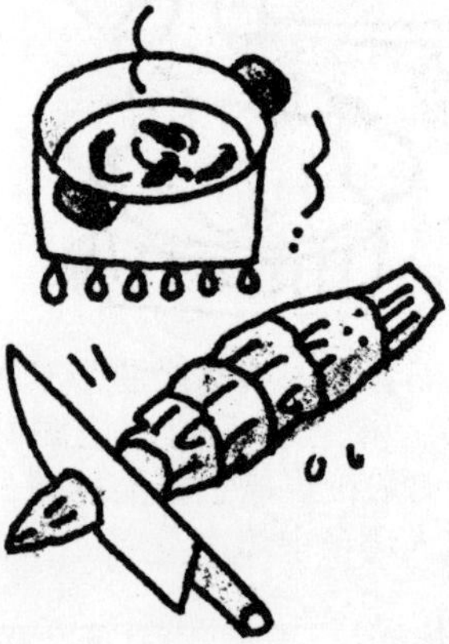

②埃及皇宮菜煮過之後擠乾水分，切成易吃的大小。

埃及式馬鈴薯煎蛋捲

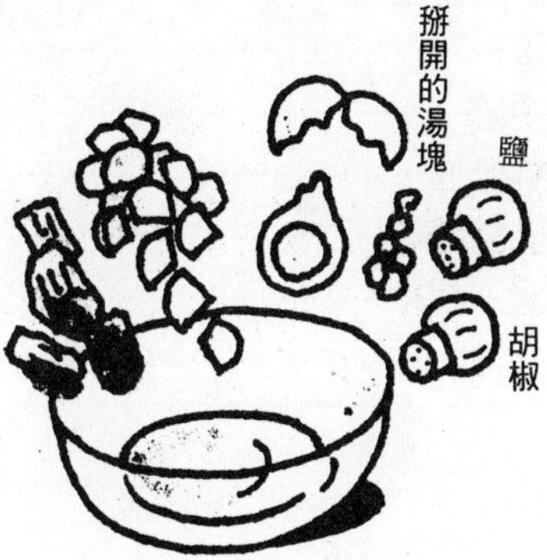

③大碗中放入蛋、鹽、胡椒、湯塊，調溶後加入①、②。

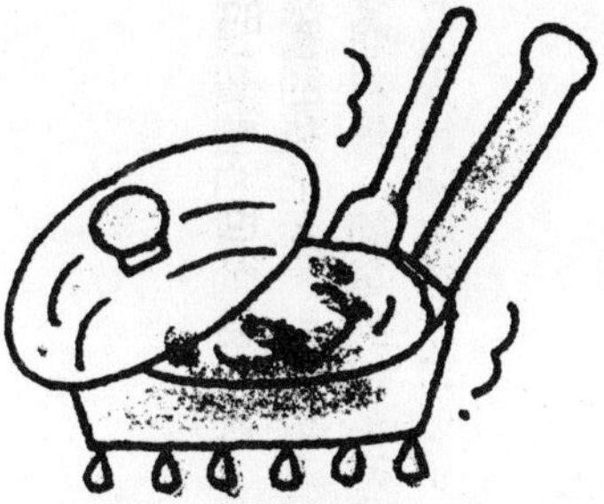

④煎鍋中熱油，放入③，略為混合，同時蓋上蓋子，用小火煎。

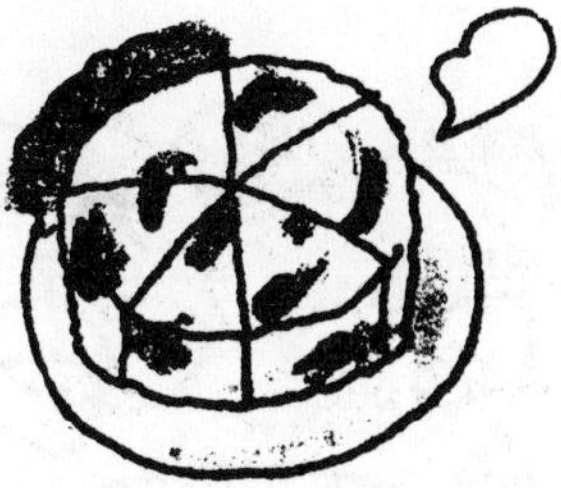

⑤不要煎焦，反面也以同樣的方法煎。

應用例

埃及皇宮菜和蛋的搭配非常好，不論是日式或西式，可享受各種味道變化之樂。

煎　蛋

①煮過的埃及皇宮菜和胡蘿蔔及切絲的新鮮香菇、蛋，及個人喜歡的調味料混合。
②熱煎鍋，整個鍋都沾到油後，倒入一半量的蛋，略為混合，撥到煎鍋的深處。
③前方再倒入一些油，放入剩下的蛋，使其流到先前的蛋的下方。
④鍋子往前傾，將裡面的蛋往前捲。添上蘿蔔泥盛盤。

Memo

＊煮到半熟時稍微加些牛乳，用大火快煎。

烤

擁有良質蛋白質的蛋，加上埃及皇宮菜豐富的維他命，就能成為營養均衡的理想料理。簡單的烤菜方便製作，只要放入烤箱中烤就可以了。

材料（21 cm型 1 個份）

埃及皇宮菜	100g
蛋	3 個
牛奶	1 杯
鮮奶油	1 杯
乳酪碎屑	60g
鹽、胡椒	各少許
奶油	少許

作　法

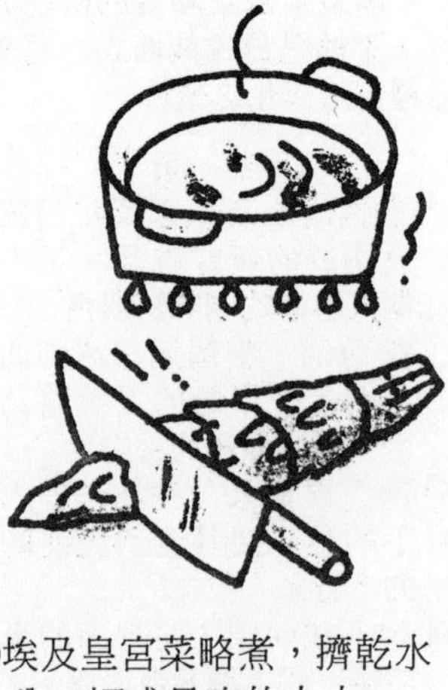

①埃及皇宮菜略煮，擠乾水分，切成易吃的大小。

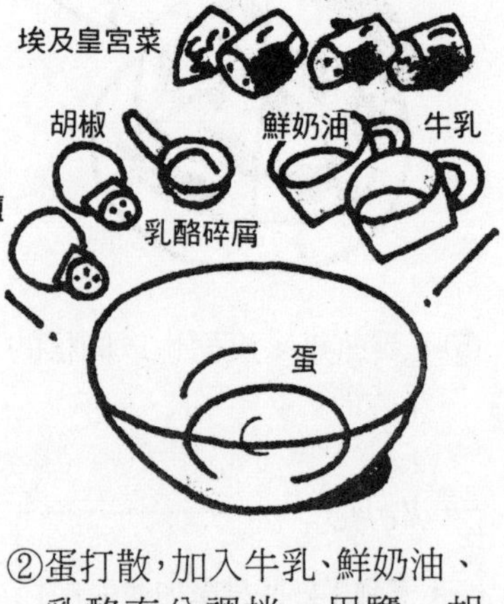

②蛋打散，加入牛乳、鮮奶油、乳酪充分調拌，用鹽、胡椒調味，加入①混合調拌。

簡式埃及皇宮菜烤菜

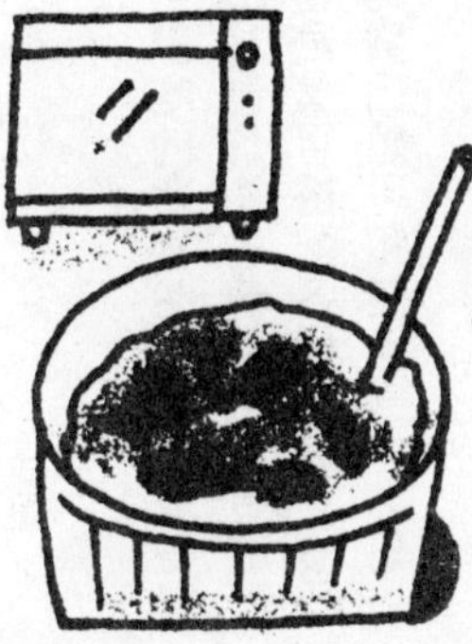

④用竹籤穿刺，如果沒沾上任何東西就表示烤好了。趁熱食用。

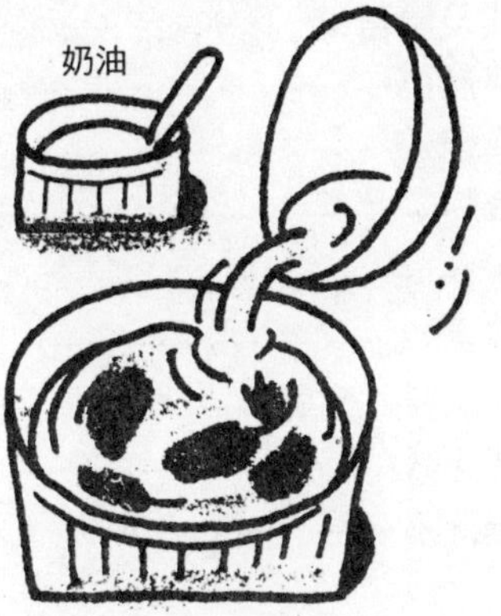

③耐熱容器薄薄塗上一層奶油，倒入②，放入 180℃的烤箱中烤 25～30 分鐘。

Memo

＊使用小容器時，用普通的小烤箱也可以做。

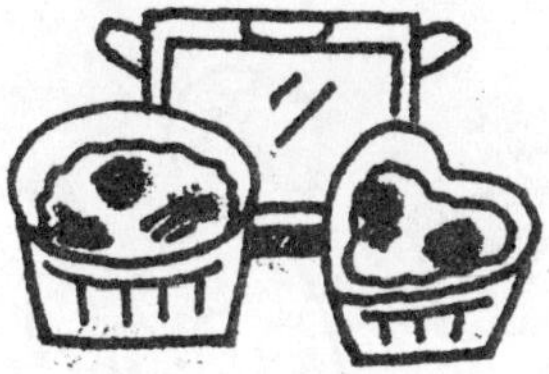

＊使用培根、新鮮香菇等搭配埃及皇宮菜，吃起來也很美味。

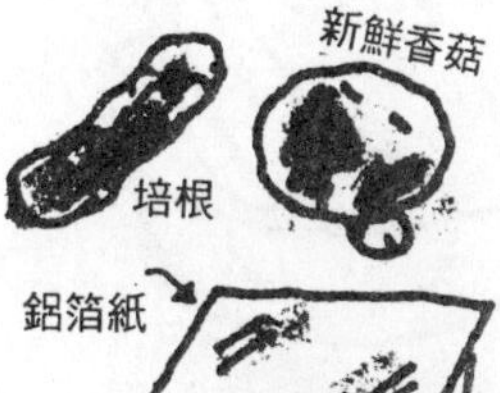

＊為避免烤焦，也可以蓋上鋁箔紙。

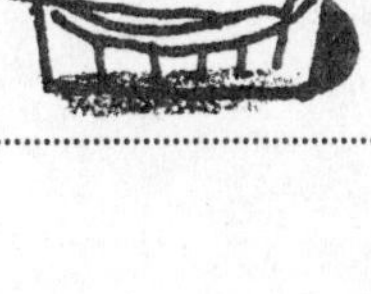

煎

在喜歡吃的食物中加入埃及皇宮菜，更能提升均衡的營養。沒有澀味的埃及皇宮菜可搭配各種菜碼。埃及皇宮菜的爽口感可和任何食物搭配。

材料（4 人份）

埃及皇宮菜	100g
高麗菜	400g
長蔥	1/2
麵粉	1 杯半
蛋	2 個
高湯	1 杯半
青紫蘇、柴魚片	各適量
調味醬	適量
蛋黃醬	適量

作　法

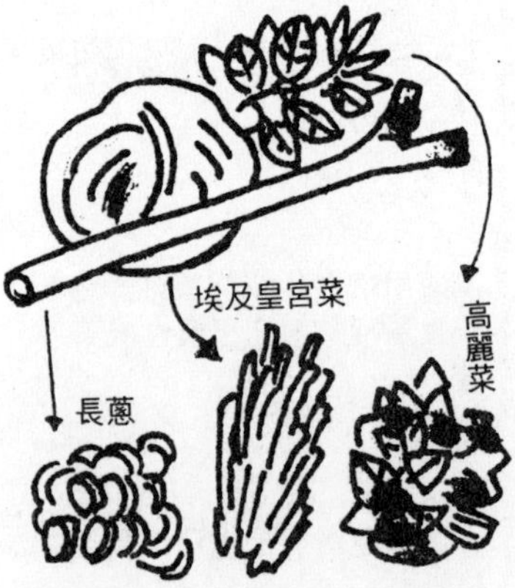

①埃及皇宮菜略切，高麗菜切絲，長蔥切成蔥花。

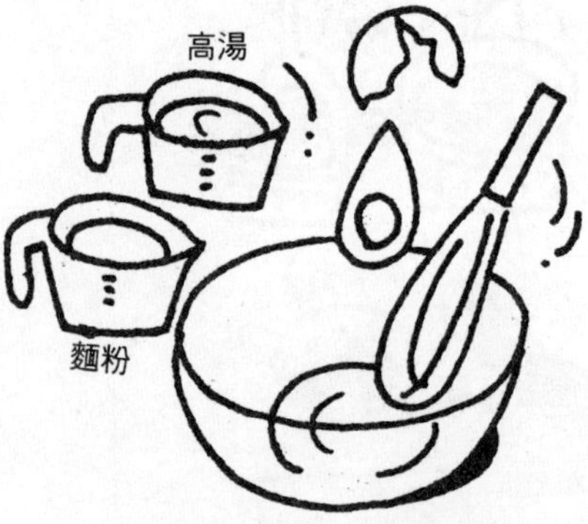

②大碗中加入蛋和高湯，充分混合，加入麵粉混合。

大阪式煎埃及皇宮菜

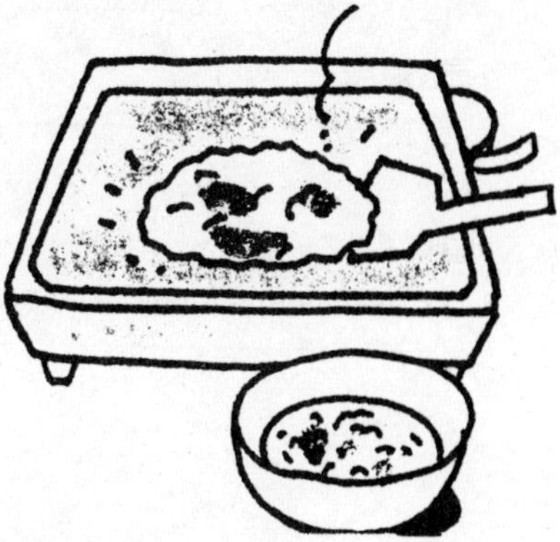

③②中放入①混合，放在鐵板燒上煎。

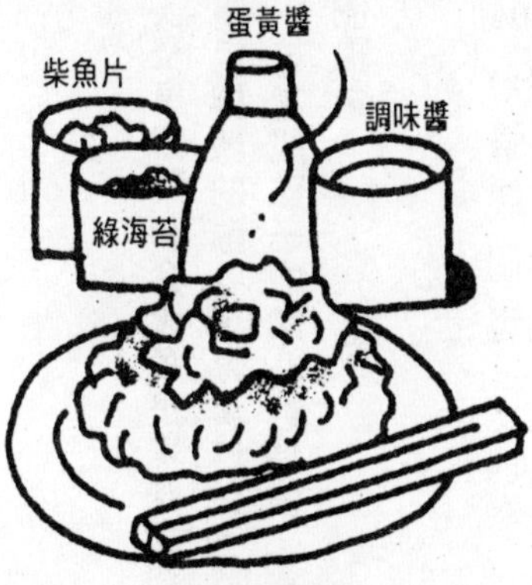

④翻過來塗抹調味醬、蛋黃醬，撒上青紫蘇和柴魚片吃。

Memo

＊光是這樣吃也很美味，如果加入豬肉、蝦、花枝等菜碼，更能增添美味。

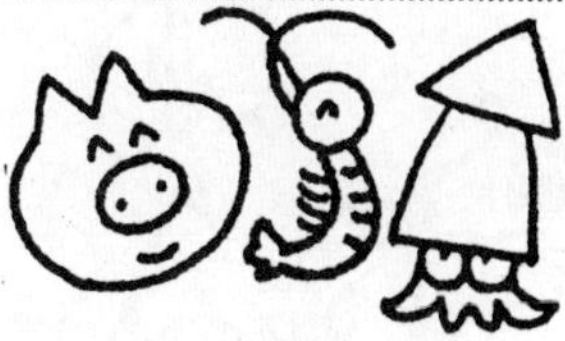

＊不麻煩時，也可以加入山藥泥增添風味。

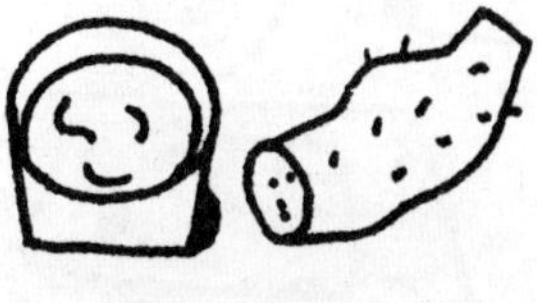

＊麵粉中加入埃及皇宮菜粉末或喬麥粉，味道更好。

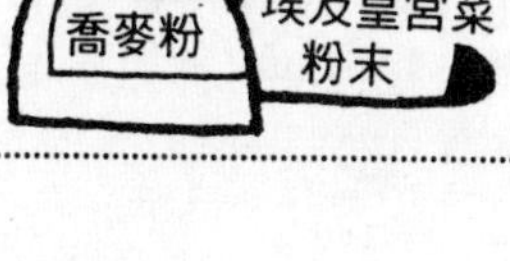

炸

埃及皇宮菜和金鎗魚是美味的組合。運用檸檬的酸味成為美味的油炸食品。可當成孩子的點心或便當，應用範圍廣泛。

材料（6 人份）

埃及皇宮菜	50g
金鎗魚	1 罐(165g)
春捲皮	6 張
蛋	6 個
檸檬	1 個
炸油	適量

作 法

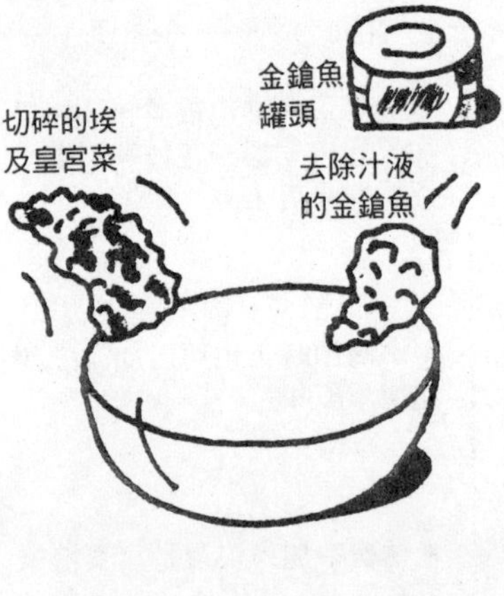

①埃及皇宮菜切碎，混合瀝乾汁液的罐頭金鎗魚。

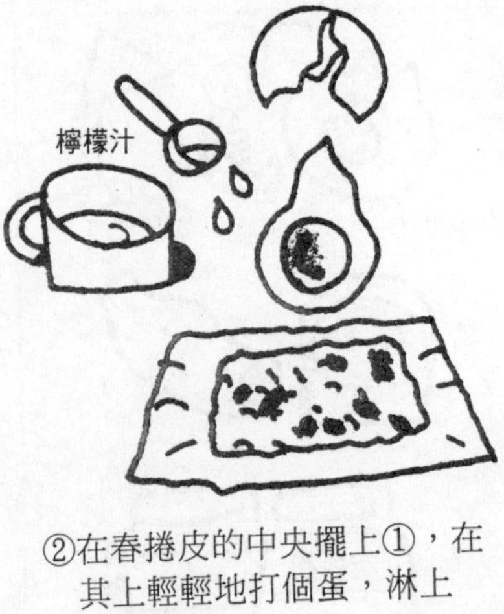

②在春捲皮的中央擺上①，在其上輕輕地打個蛋，淋上檸檬汁。

炸埃及皇宮菜包

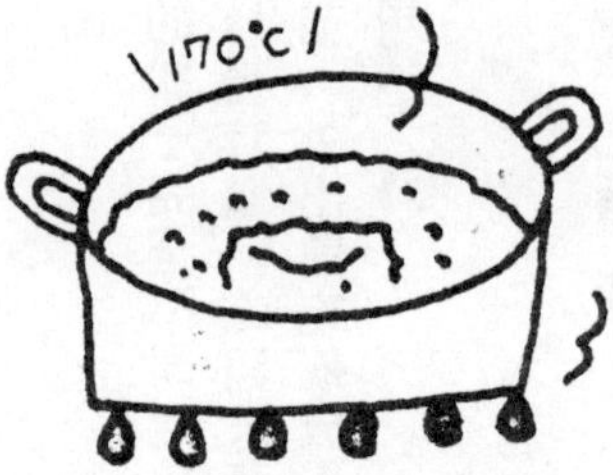

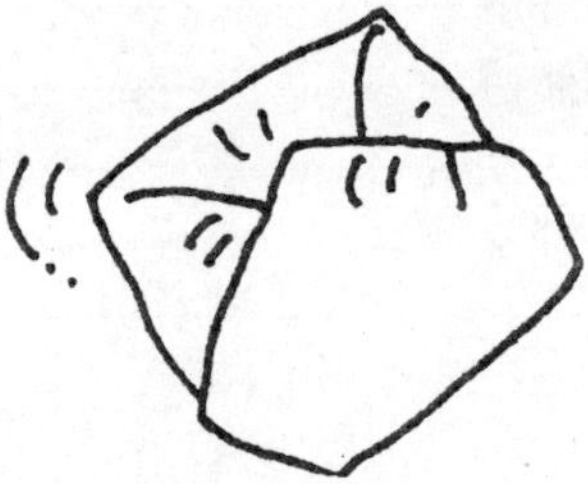

③皮的一端沾水，將兩端包起來，注意蛋汁不可流出。

④油熱到 170℃時，靜靜地放入③，煎至皮脆、成為金黃色後，裡面的蛋熟了為止。

應用例

包菜碼的皮可利用燒賣皮、餛飩皮。

乳酪包

①燒賣皮上鋪上埃及皇宮菜，將 1cm 正方形的條狀乳酪當成芯捲起。
②皮的一端用水打濕，包好後用高溫油炸。

納豆包

①埃及皇宮菜和納豆略切後，加入醬油、芥末醬混合。
②將①鋪在餛飩皮上，一端沾水粘合後用油炸。

Memo

＊只要在較深的盤子上攤開皮，就不必擔心蛋流出來了。

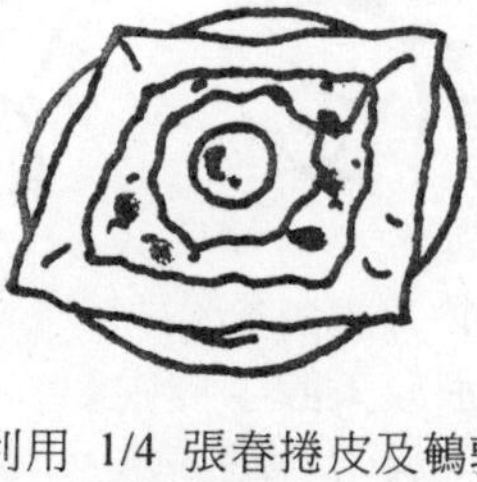

＊利用 1/4 張春捲皮及鵪鶉蛋製作，當成便當菜很方便。

炸

和平常吃的餃子完全不同。決定味道的關鍵在於蛋黃醬。吃起來非常美味。不使用蒜，外出前吃或放入便當裡都可以，值得一試。

材料（4 人份）

埃及皇宮菜……50g
金鎗魚……1 罐(165g)
洋蔥……1/2 個
餃子皮……1 包
蛋黃醬……3 大匙
鹽、胡椒……各少量
炸油……適量

作　法

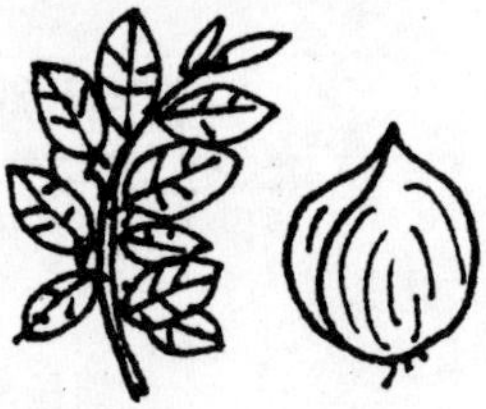

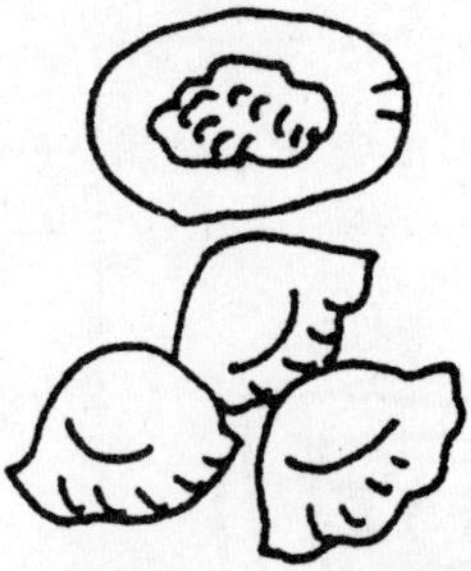

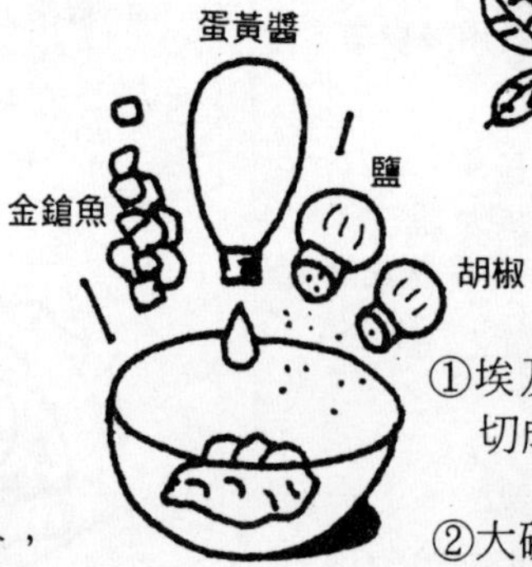

①埃及皇宮菜和洋蔥切成碎屑。

②大碗中放入①和去除汁液的金鎗魚、蛋黃醬、鹽、胡椒，用手調拌。

③將②分成幾等分，分別放入餃子皮中央，皮的一端沾水包起來。

炸埃及皇宮菜餃子

Memo

＊加入埃及皇宮菜的餃子炸來吃非常美味。如果立刻吃，烤來吃也非常美味。

＊埃及皇宮菜和高麗菜、白菜，同樣地適合用來做普通的餃子。

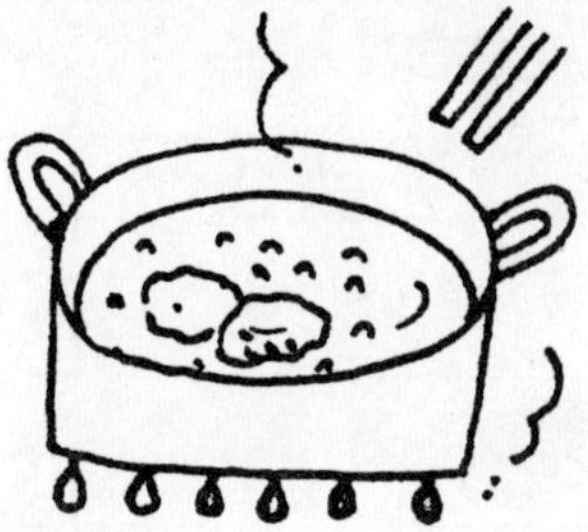

④使用中溫炸③，炸到變成金黃色為止。

餃子皮的作法

利用手擀的餃子皮做出來的餃子，吃起來的味道就是不一樣。做習慣後就不覺得困難了，可嘗試看看。

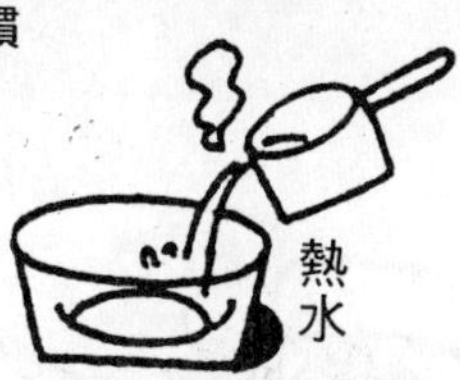

①在 2 杯高筋麵粉中慢慢地加入 1 杯滾水混合。

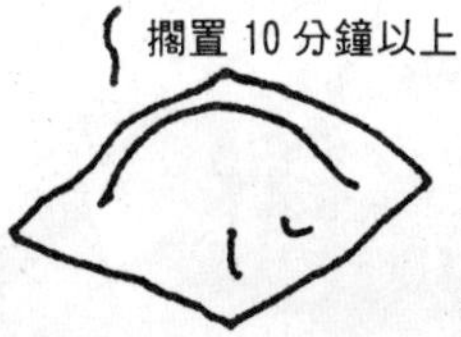

②①中放入 1 大匙豬油，揉捏成如耳垂般的軟度，蓋上濕布，擱置 10 分鐘以上。

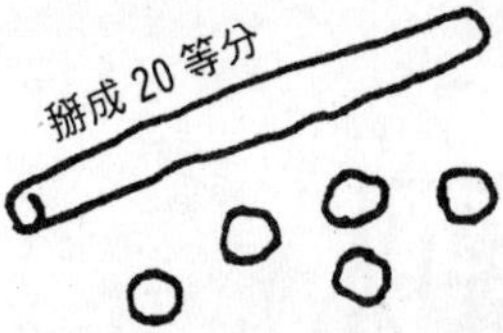

③揉成棒狀，分成 20 等分，用手掌壓成圓形。

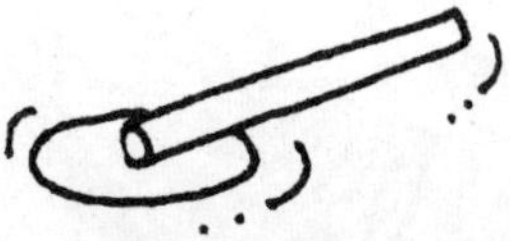

④用擀麵棍一邊轉動皮一邊將麵糰攤成圓形。

＊做水餃所使用的皮不要用滾水，用冷水調拌。

炸

梅肉可去除魚的腥味，帶有酸味，使料理的味道爽口。其中所含的埃及皇宮菜混合了沙丁魚的甘甜味，吃起來美味。連不喜歡吃魚的孩子也會喜歡。

材料（4人份）

埃及皇宮菜	80g
沙丁魚	8尾
梅肉	適量
麵粉、麵包粉、蛋	各適量
鹽	少許
炸油	適量

作　法

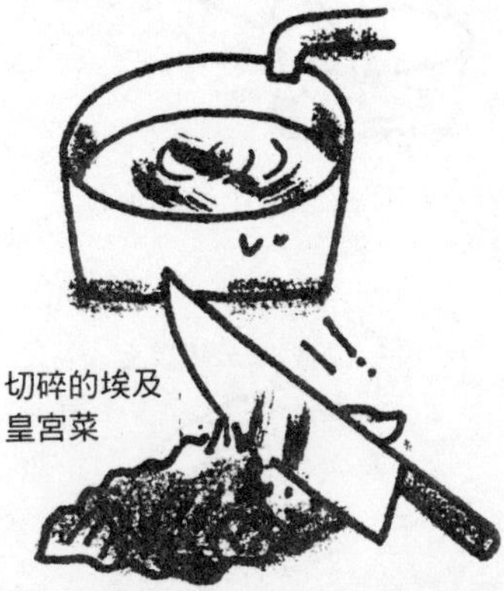

①埃及皇宮菜洗淨，瀝乾水分，剁碎直到產生粘液為止。

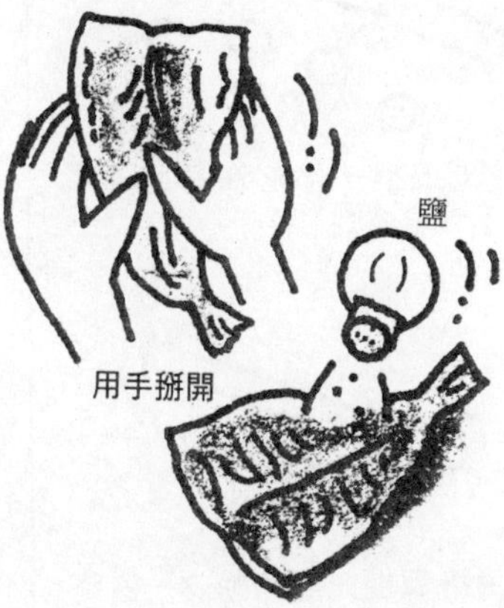

②沙丁魚用手掰開，去骨後撒上鹽。

油炸沙丁魚埃及皇宮菜

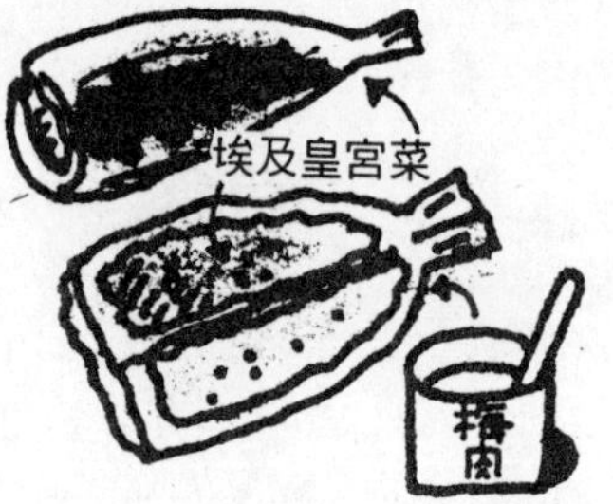

③沙丁魚上塗抹梅肉，夾①的埃及皇宮菜。

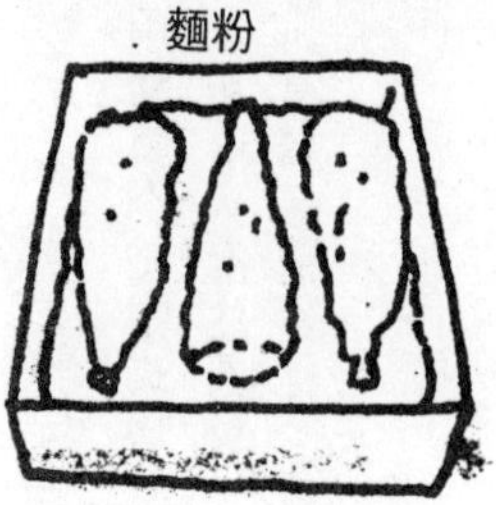

④③沾麵粉，去除多餘的粉。

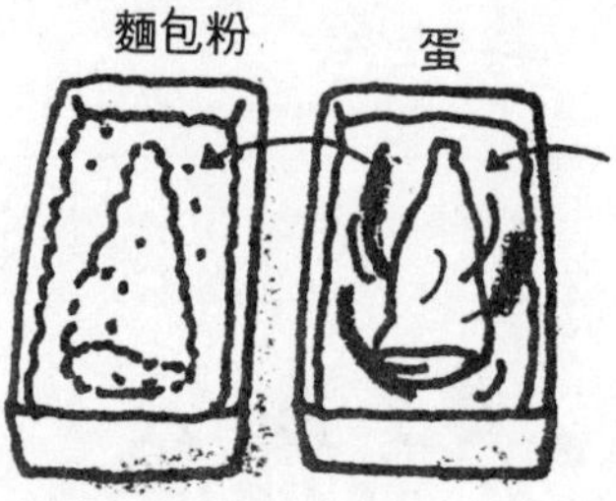

⑤將④沾蛋汁、麵包粉，用手輕壓。

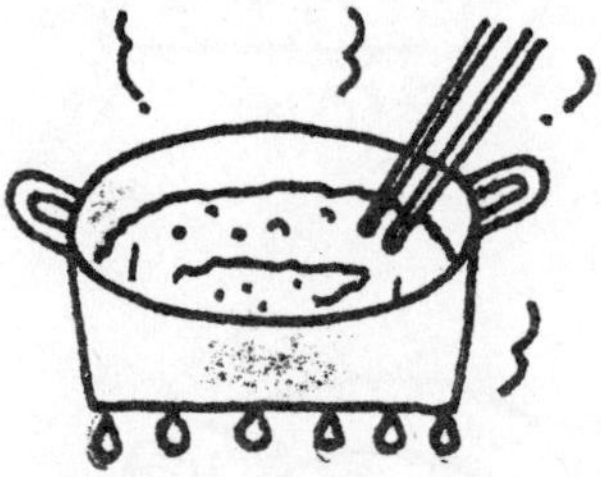

⑥炸油加熱到中溫，靜靜地放入⑤。煎成金黃色。

Memo

＊麵包粉加上乾燥的埃及皇宮菜屑，更能增添風味。可搭配炸肉食用。

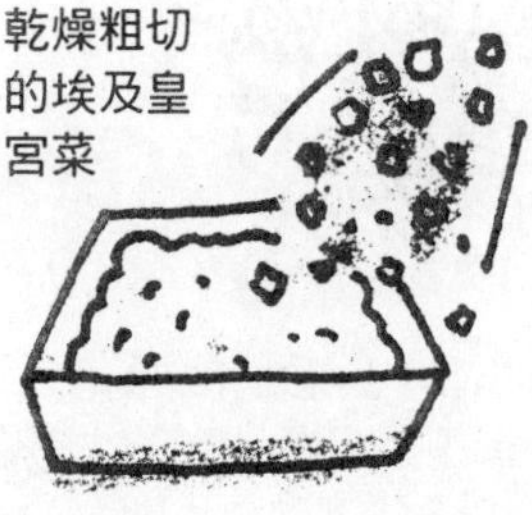

炒

利用雞胸肉做中式炒菜。具有薑的香味，可令人產生食慾。搭配喜歡的材料，富於各種變化，可擴大料理的範圍。

材料（4 人份）

	埃及皇宮菜	30g
	雞肉（雞胸肉）	150g
	竹筍	80g
	長蔥	1/2 根
	薑	10 g
ⓐ	酒	1 大匙
ⓐ	水	2 大匙
ⓐ	蛋白	1/2 個
ⓐ	鹽、胡椒、太白粉	各少許
ⓑ	酒、太白粉水	各 1 大匙
ⓑ	鹽、砂糖	各少許
ⓑ	水	3 大匙

作　法

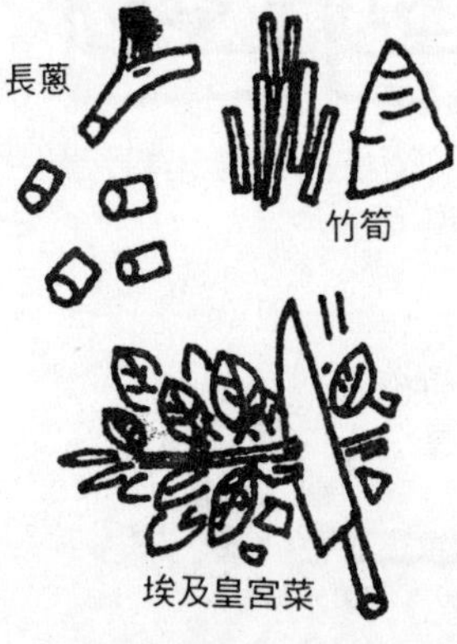

②竹筍切細、長蔥切成蔥花。埃及皇宮菜切成易吃的大小。

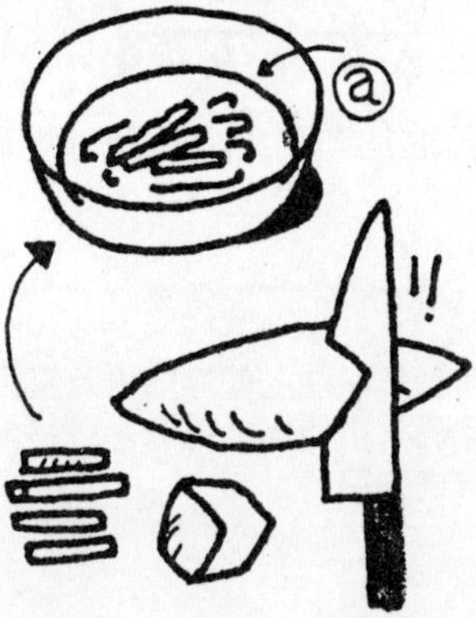

①雞胸肉斜切後，與纖維平行切細。用ⓐ的醃汁略醃。

中式炒埃及皇宮菜

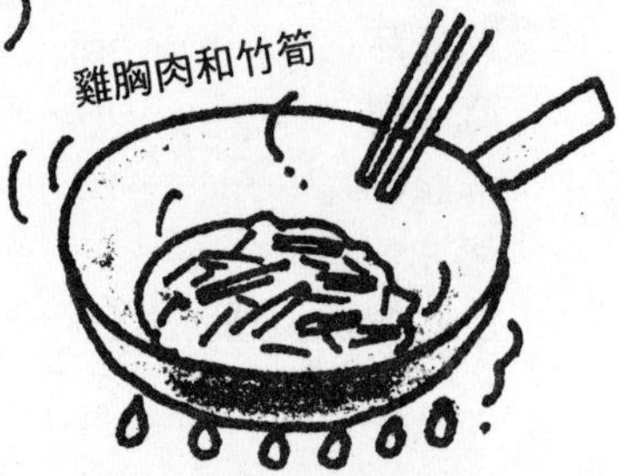

③在加熱的鍋中倒入足夠的油，炒雞胸肉和竹筍。

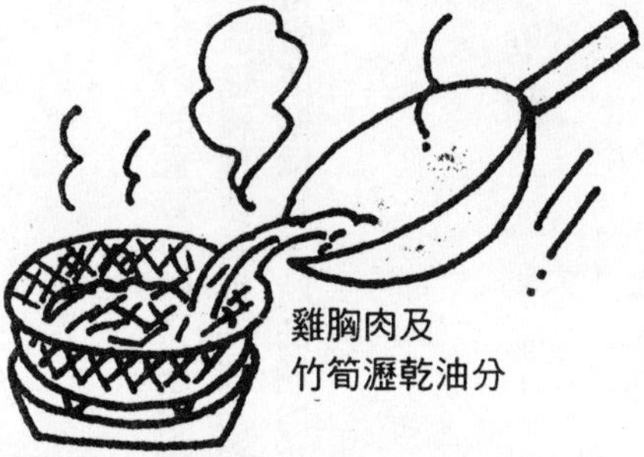

④炒到肉變色後，連同鍋中的油一起倒入濾油網裡瀝乾油。

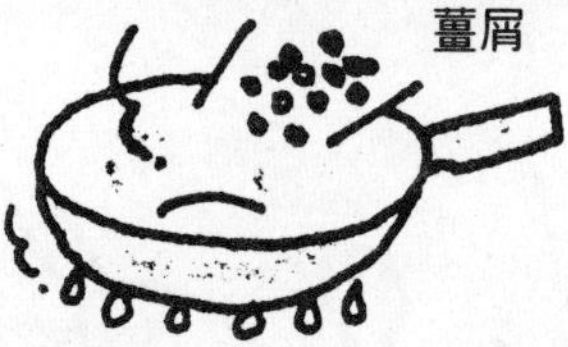

⑤鍋中再放入 1 大匙的油，爆香蒜屑。

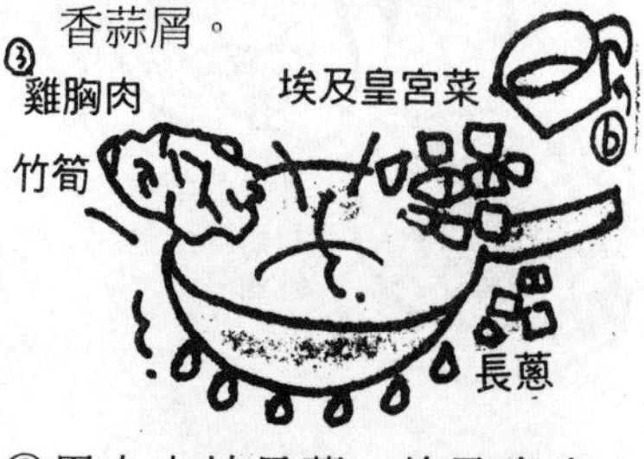

⑥用大火炒長蔥、埃及皇宮菜，再將③倒回略為混合，加入ⓑ調拌即可。

Memo

＊炒菜必須用大火，這是高明的作業秘訣。炒雞肉之前，肉要先醃過。

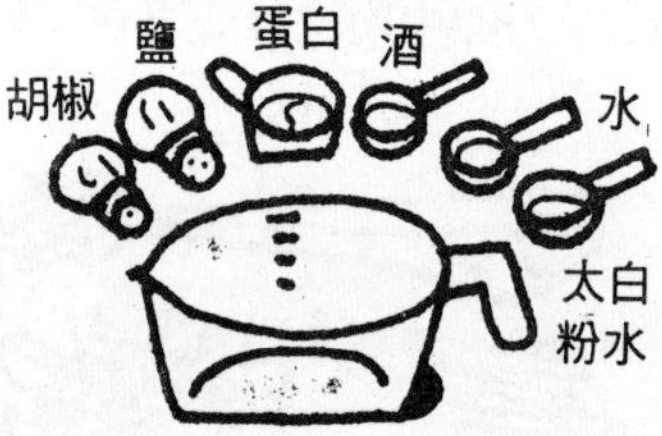

＊醃過的雞肉就能去除腥臭味，必須醃 10 分鐘左右。

炒

炒牛肉的香氣可將孩子引到廚房裡。這道料理含有很多埃及皇宮菜，可當成慵懶夏季時的體力來源食品。

材料（4人份）

埃及皇宮菜……………………300g
牛肉……………………………200g
西洋芹…………………………1根
蒜、薑……………………各1片
洋蔥碎屑…………………2大匙
醬油、酒……………各1大匙
ⓐ（醬油、酒、太白粉）各2大匙

作法

①菜刀與牛肉纖維成直角，切細牛肉，用ⓐ略醃。

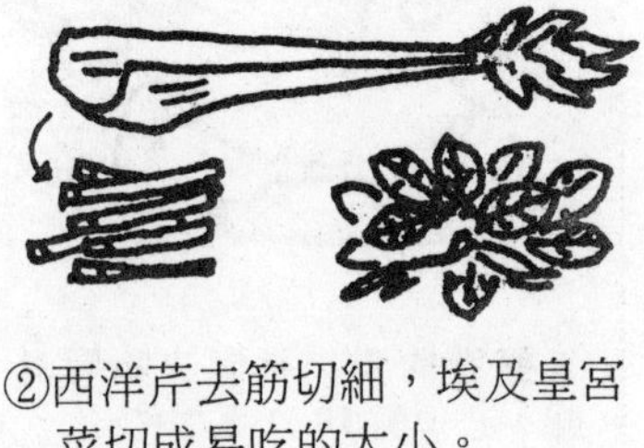

②西洋芹去筋切細，埃及皇宮菜切成易吃的大小。

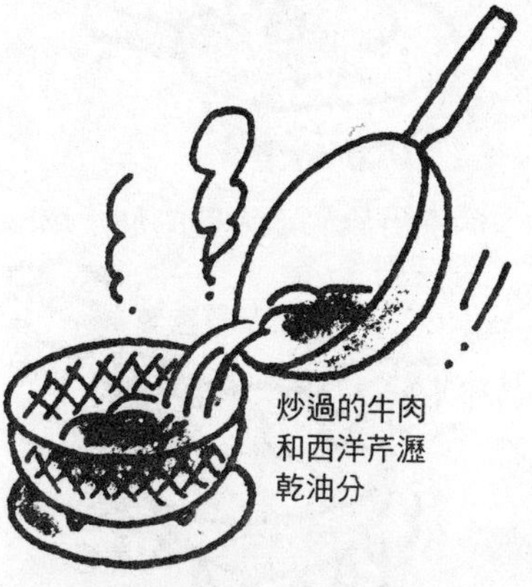

③鍋中倒入足夠的油，油熱之後炒牛肉和西洋芹。整個倒入濾油網裡瀝乾油。

炒牛肉埃及皇宮菜

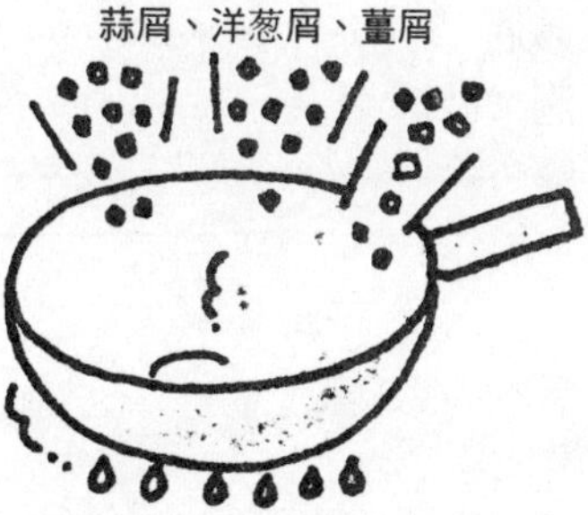

④鍋中加入１大匙油，爆香洋葱屑、蒜屑及薑。

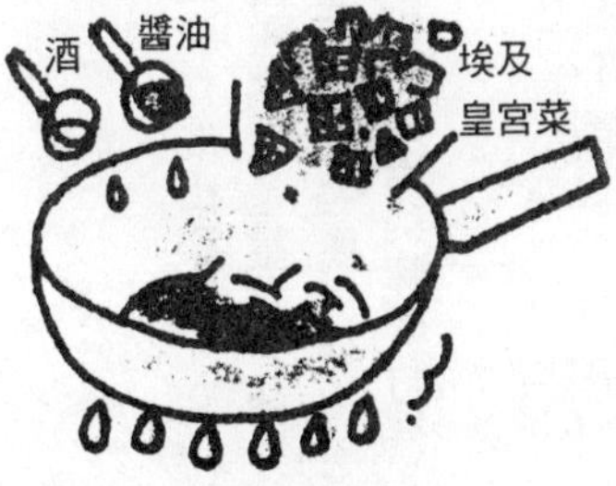

⑤加入埃及皇宮菜略炒，再加入③拌炒。關火之前加入醬油及酒，用餘熱炒。

Memo

＊上等牛肉非常貴。這時只要花點工夫炒軟一些，即使不是上等牛肉，吃起來也很美味。

●用菜刀拍

用刀背拍整塊牛肉，不要拍太久，否則形狀不好看。做成牛排時拍的動作要適可而止。

●使用香味蔬菜

西洋芹菜葉撕屑，洋蔥、蒜切成薄片，或加入荷蘭芹。醃１個小時。

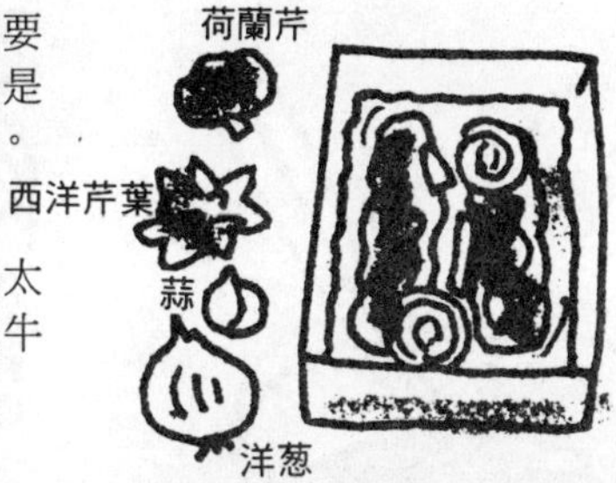

●醬油會使用變硬

醃肉時經常使用醬油，但是如果想使用柔軟，當成調味料使用較好。

剁碎

埃及皇宮菜作成山藥汁。利用菜刀剁碎使其產生粘性是重點。此外，不會像山藥般使手部發癢，使得害怕處理山藥的人也能做出美味的料理。

材料（4 人份）

埃及皇宮菜	100g
高湯	1/2 杯
醬油	1 大匙
酒、砂糖	各少許
鹽	1 撮

作法

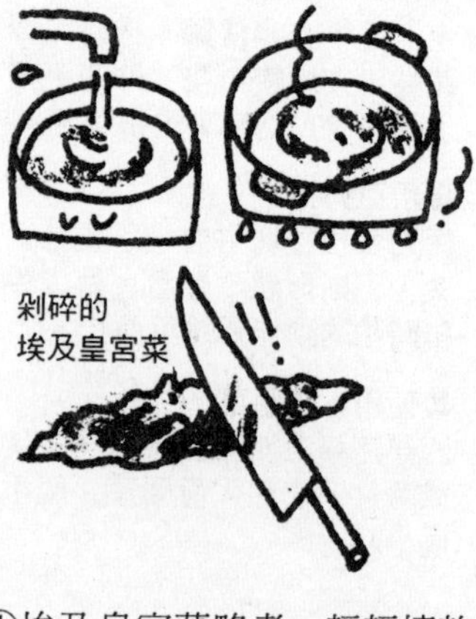

①埃及皇宮菜略煮，輕輕擠乾水分，用菜刀剁碎。

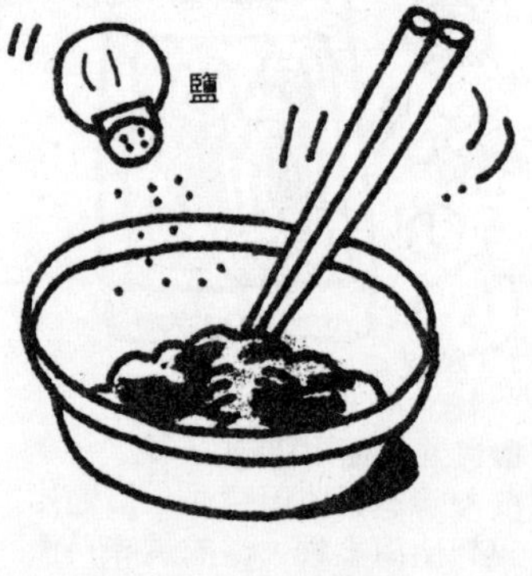

②器皿中放入①和鹽，用筷子充分調拌。

綠色山藥汁

應用例

埃及皇宮菜和菠菜一樣有點澀液，因此要略煮之後，可使用於各種料理中。

鮪魚淋埃及皇宮菜汁

①鮪魚切成段，放入醬油和山葵調拌的醃汁中略醃。
②①淋上埃及皇宮菜做成的山藥汁食用。

豆腐淋埃及皇宮菜汁

①豆腐直到吃之前都浸泡在水中，在水中切成喜歡的大小。
②盛盤的豆腐淋上埃及皇宮菜的山藥汁，撒上柴魚片，沾醬油吃。

綠色調味汁

①葡萄酒（醋）混入鹽、胡椒，慢慢倒入沙拉油充分混合。
②①中加入埃及皇宮菜做成的山藥汁，混合洋蔥屑，用醬油和檸檬調味。

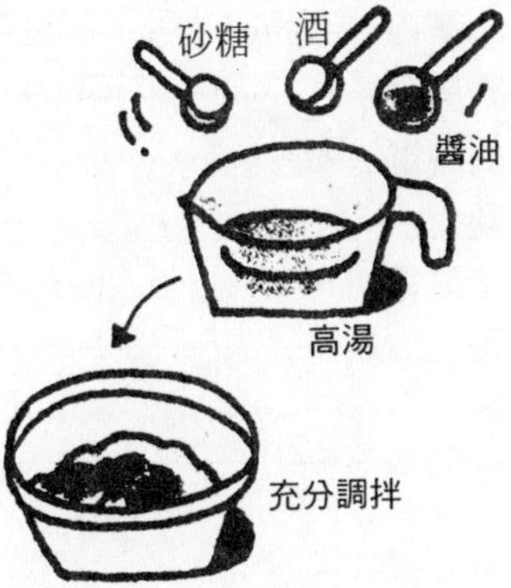

③高湯中加入醬油、酒、砂糖混合，一點一點地倒入②的器皿中混合。

Memo

＊除了高湯以外，也可以使用味噌湯。味道可利用調味料酌量增減。
＊按照個人喜好，也可以準備生雞蛋或揉海苔等。

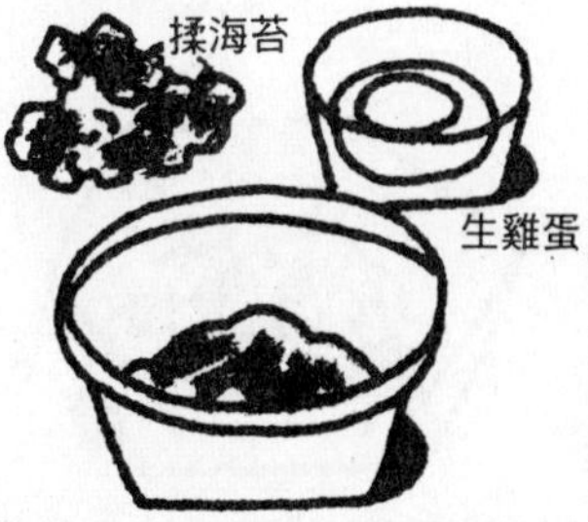

醃漬菜

近來蔬菜的季節性漸不明顯，一整年都可在超級市場買到。吃醃漬菜確實可享受素材風味。最好能使用當今蔬菜，這是使醃漬菜吃起來美味的秘訣。

材料（4人份）

埃及皇宮菜……20g
小黃瓜……3根
高麗菜……250g
胡蘿蔔……1/4根
蘘荷……2根
紫蘇葉……5片
薑……1片
鹽……1/2大匙

作法

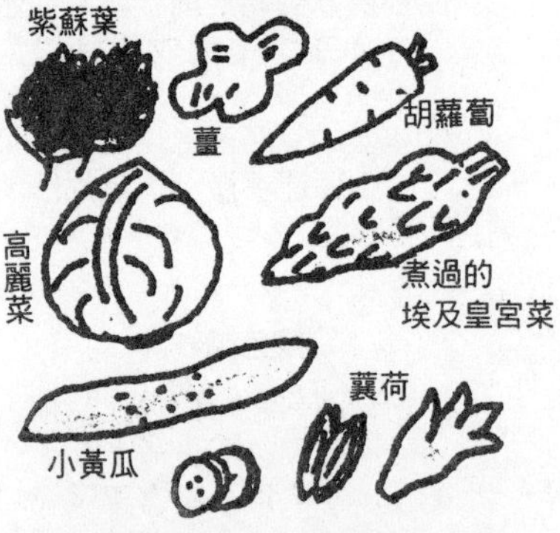
紫蘇葉
薑
胡蘿蔔
高麗菜
煮過的
埃及皇宮菜
蘘荷
小黃瓜

①埃及皇宮菜略煮。其他蔬菜洗淨後瀝乾水分。小黃瓜切成厚3mm的小圓片。蘘荷斜切成薄片，其餘蔬菜切塊。

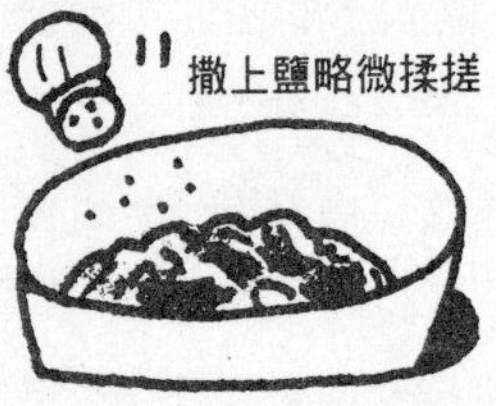
撒上鹽略微揉搓

②大碗中加入①，撒上鹽略微揉捏。

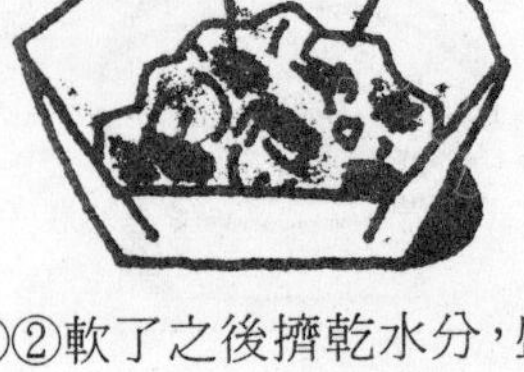

③②軟了之後擠乾水分，盛盤。

簡式埃及皇宮漬菜

Memo

＊想要早一點吃的時候，可利用 1～2 個盤子的重量稍微壓一下。

＊埃及皇宮菜的量為所有蔬菜的一成。

●甜醋漬菜（材料 500g）

醋……2 大匙
砂糖……1 大匙強
鹽……1/2 小匙強
水……1 大匙

在鍋中煮滾後，冷卻後再使用。

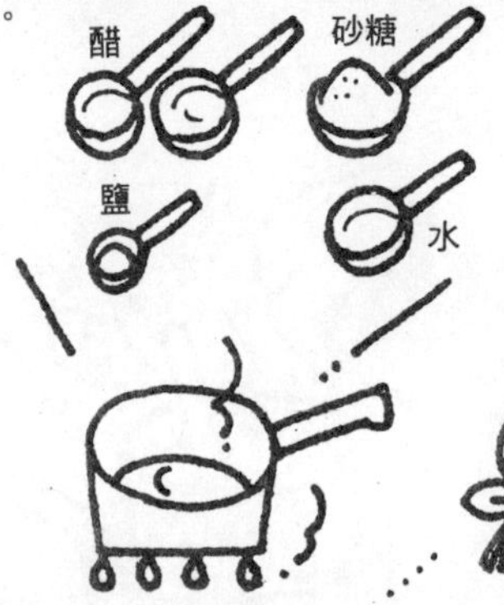

●柚香漬菜（材料 500g）

柚子……1 個
酒……1 小匙強
鹽……1/2 小匙

柚子的表皮斜切，再切絲，汁也可以擠來用。

＊即席醃漬菜的調味料介紹如下。希望配合家庭的口味而變化醃漬菜的口味。

●鹽漬菜（材料 500g）

昆布……7～8cm
紅辣椒……1 根
鹽……1/2 小匙

昆布切絲，紅辣椒去籽切成小圓片。

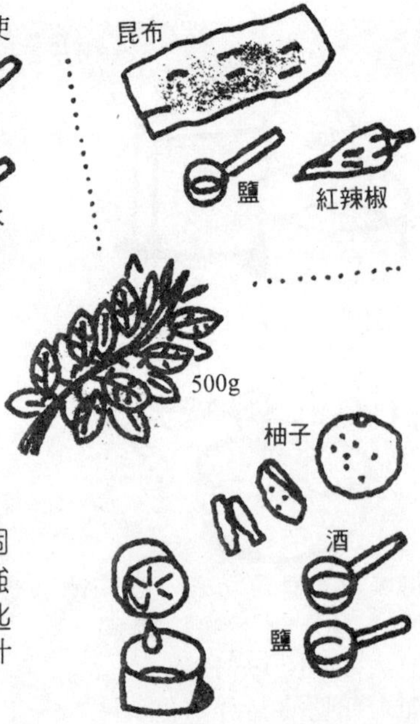

粉

在家中製作麵包時，烤好時的香味的確深具魅力。只要學會基本方法，就可以向自家製的麵包挑戰。此外，只要將皮擀薄一些，就成為比薩的皮。

材料（17 個份）

埃及皇宮菜粉末	10g
高筋麵粉	500g
乾燥酵母	10g
砂糖	25g
煉乳	30g
鬆脆油	30g
溫水（40℃左右）	300cc
鹽	少量
油	適量

作　法

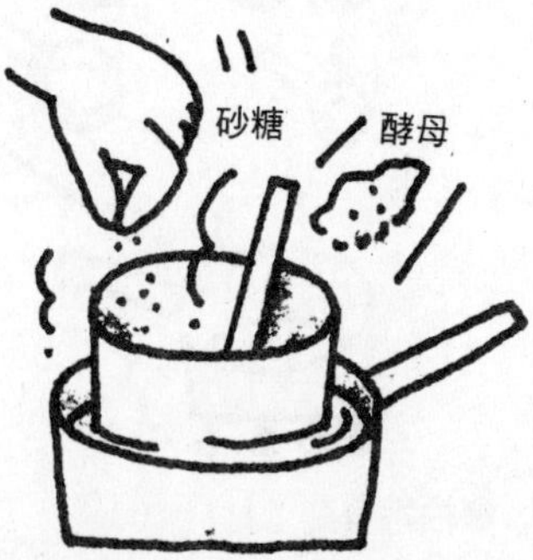

①在 40℃左右的溫水 50cc 中加入 1 小撮砂糖、酵母，輕輕攪拌。整個器皿放入熱水中擱置 15～20 分鐘。

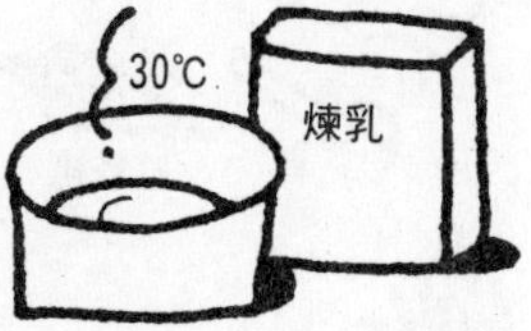

②用煉乳調拌剩下的溫水，保持在 30℃左右的溫度。

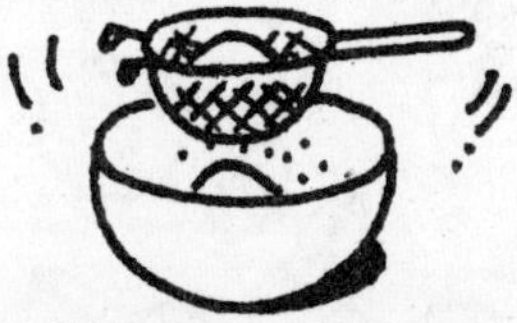

③將埃及皇宮菜粉末、高筋麵粉、鹽及剩下的糖篩過，放入①與②充分混合，再加入鬆脆油混合。

埃及皇宮菜麵包捲

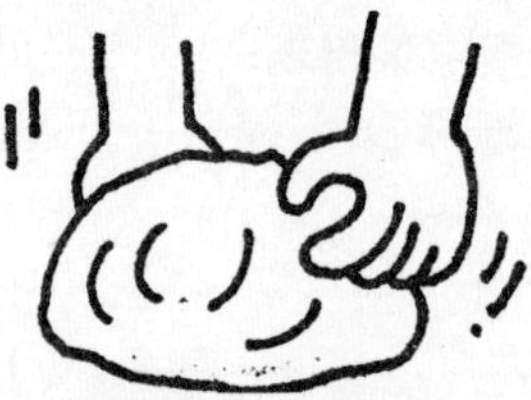

④不斷揉捏，直到麵糰不會沾手為止。約揉捏 15～20 分鐘。

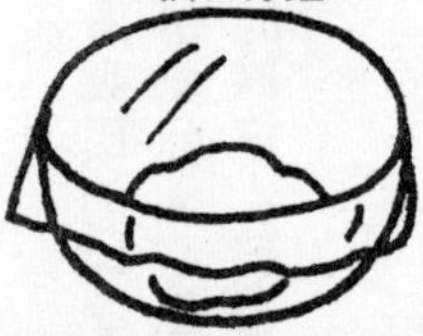

⑤將麵糰揉成圓形，放入薄薄塗上一層油的大碗中。表面噴霧後用保鮮膜包住，在 29℃的溫度下放置 30 分鐘使其發酵，膨脹為 2 倍。

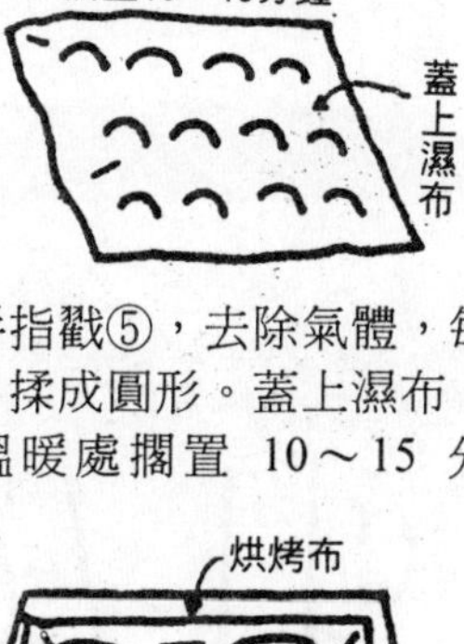

⑥用手指戳⑤，去除氣體，每 50g 揉成圓形。蓋上濕布，在溫暖處擱置 10～15 分鐘。

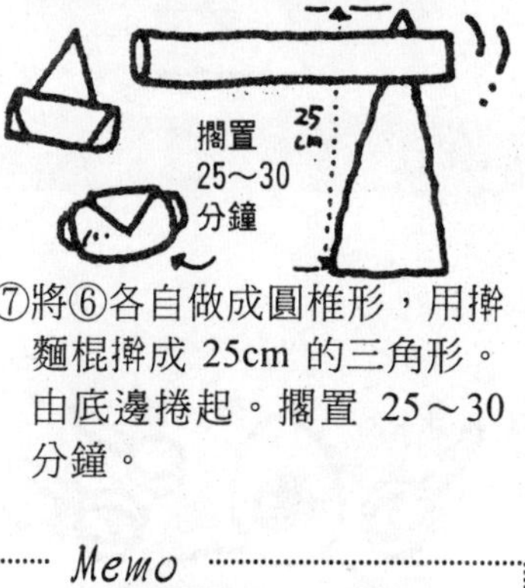

⑦將⑥各自做成圓椎形，用擀麵棍擀成 25cm 的三角形。由底邊捲起。擱置 25～30 分鐘。

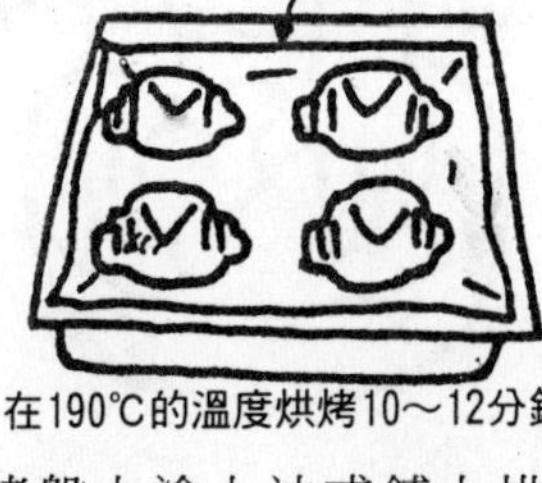

在190℃的溫度烘烤10～12分鐘

⑧烤盤上塗上油或鋪上烘烤布，將⑦以一定的間隔排入。放入 190℃的烤箱中烤 10～12 分鐘。

Memo

＊製作麵包時，維持適當的溫度是成功的秘訣。酵母在 40℃以下時發酵力減退，因此加入的水分和發酵的溫度一定要遵守說明以進行。

粉

香滑爽口的口感。剛煮好時可直接端上餐桌的通心麵。加上埃及皇宮菜鮮豔的綠色，使餐桌更賞心悅目。

材料（約 400g）

埃及皇宮菜粉末……………1 大匙強
高筋麵粉……………………………200g
蛋……………………………………1 個
橄欖油……………………………1 小匙
鹽………………………………1/2 小匙
水……………………………………3 大匙

作　法

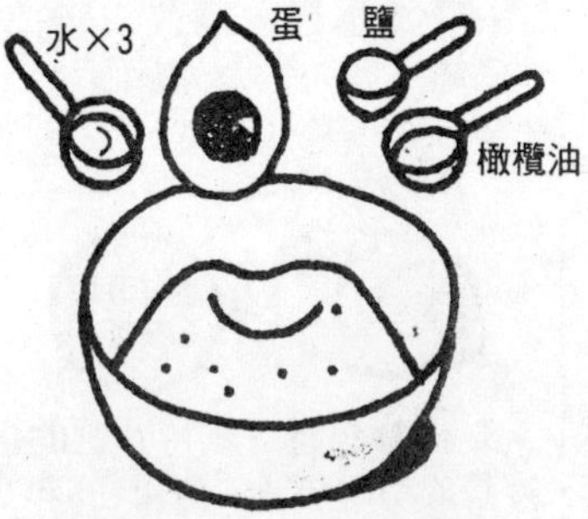

①大碗中加入高筋麵粉和埃及皇宮菜粉末，中央挖個凹洞，放入剩下的材料。

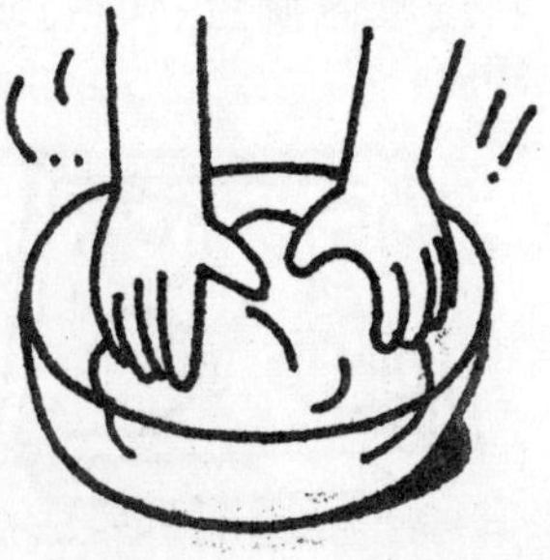

②蛋黃打散。用雙手調拌粉。

埃及式綠色義大利麵

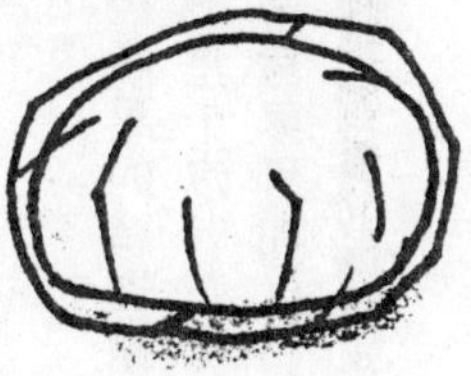

④表面平滑後，用保鮮膜包住，擱置 30 分鐘，直到麵糰完全柔軟為止。

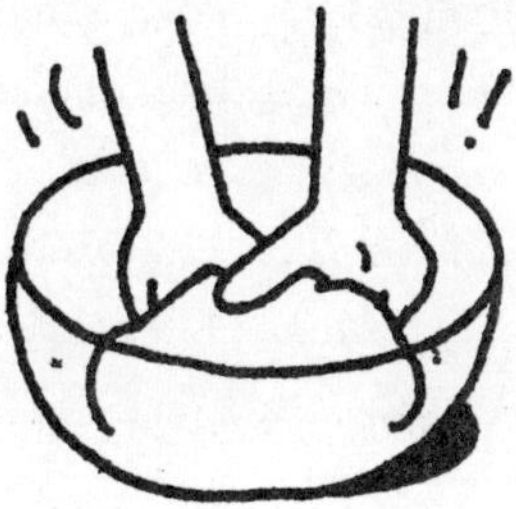

③揉成麵糰後，用拇指根部用力揉捏。

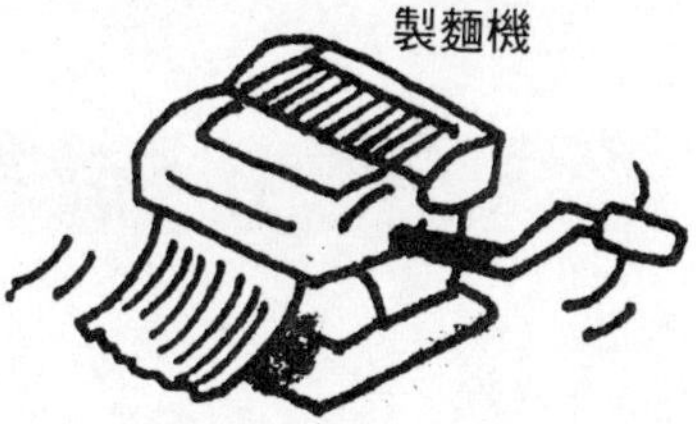

⑤工作檯上撒些粉，再揉捏麵糰，放在製麵器上做成麵條。

應用例

日式義大利麵可向「烏龍麵」挑戰。製作「麵條」時也以同樣的順序做。

埃及皇宮菜烏龍麵

①大碗中加入高筋麵粉 400g 和埃及皇宮菜粉末 1 大匙強，過篩，加入鹽 20g、水 200c 揉捏。

②將①放入塑膠袋中，放入冰箱等陰涼處，盡可能擱置 24 小時，急著使用時，至少也要擱置 30 分鐘以上。

③工作檯上撒上粉，用擀麵棍擀成 2～3mm 的厚度，切成 5mm 的寬度。

Memo

＊沒有製麵器時，可一邊撒粉一邊用擀麵棍擀成厚 2mm 的長方形，再切絲。

＊想多做一些保存時，先吹風後放入密閉容器中，再放入冰箱中保存。可保存 8～10 天。

粉

黃綠色蔬菜的特性極強，不適合做點心。但是，沒有澀味、營養價極高的埃及皇宮菜可加以利用，做成含有黃綠色蔬菜營養的健康蛋糕。

材料（21cm 圓形 1 個分）

埃及皇宮菜粉末	1 大匙
麵粉	180g
奶油	180g
砂糖	180g
蛋	3 個
奶油、麵粉	適量

作　法

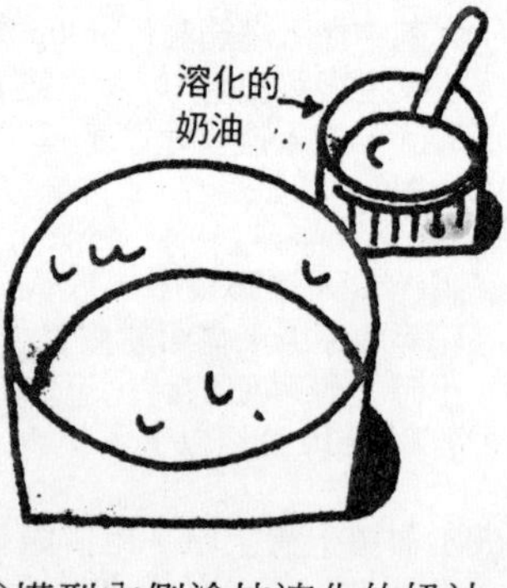

①模型內側塗抹溶化的奶油，再撒上麵粉，去除多餘的粉。

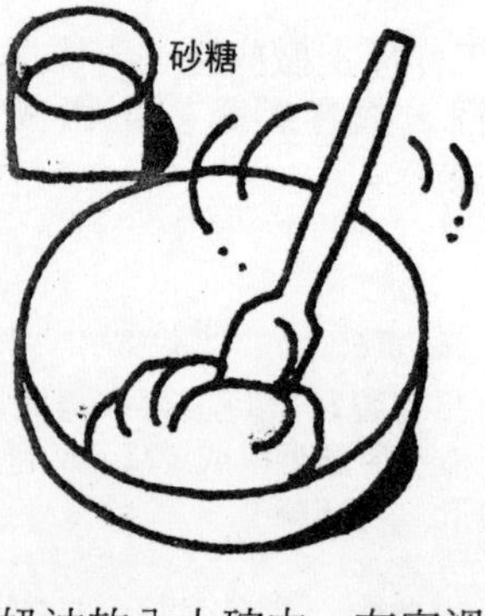

②奶油放入大碗中，在室溫下使其柔軟，加入砂糖，用木片調拌成液體奶油狀。

埃及皇宮菜奶油蛋糕

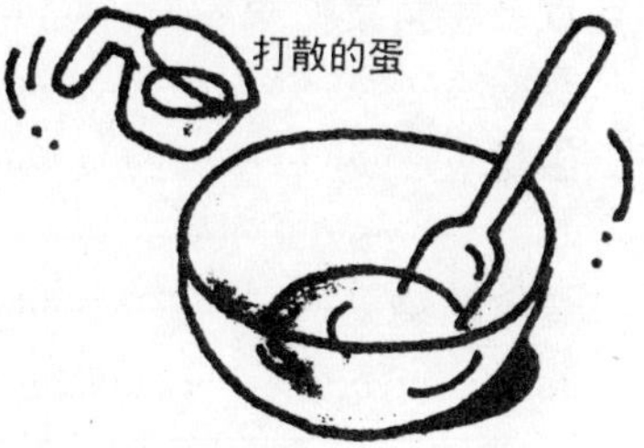

③蛋打散，慢慢加入②中充分混合。

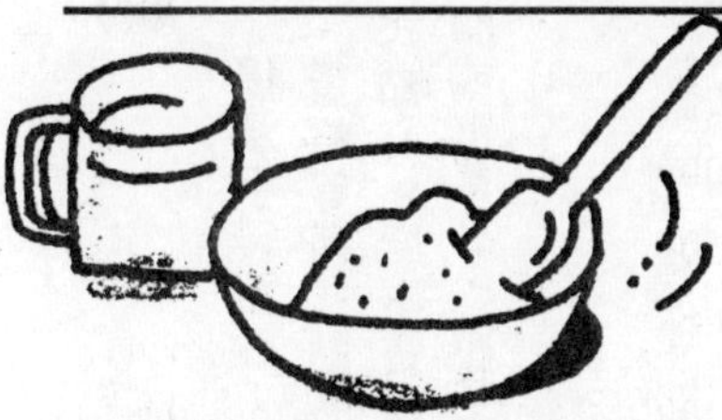

④麵粉中混入埃及皇宮菜粉末，分 2～3 次篩過，加入③中，用木片好像切菜似地混合。

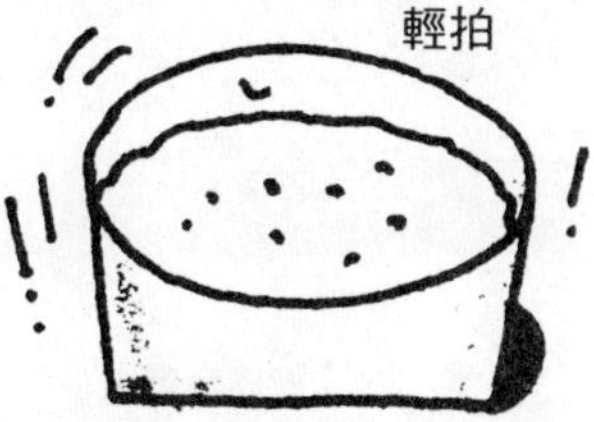

⑤輕輕地將麵糰倒入模型中，輕敲邊緣，使大的氣泡消失，表面平坦。

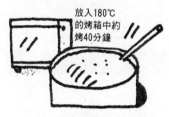

⑥在 180℃的烤箱中約烤 40 分鐘。利用竹籤穿刺，如果沒有沾上生的麵糰就可以了。

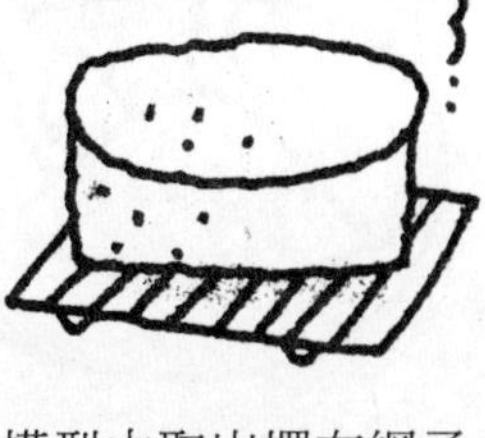

⑦由模型中取出擺在網子上，切成易吃的大小。可加上草莓、鮮奶油或埃及皇宮菜葉片裝飾。

Memo

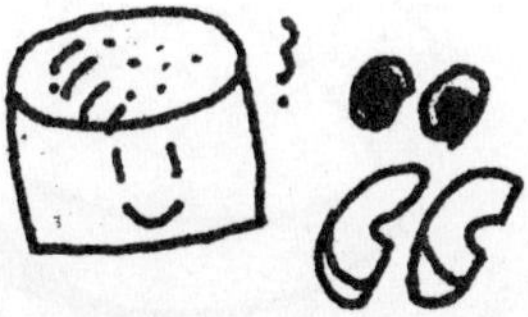

＊這是簡單的蛋糕例，所以可以將葡萄乾或蘋果等加入麵糰中，做成更美味的蛋糕。

粉

提及手製點心，一般想到的是餅乾、蛋糕等西式點心，但是也可以做日式點心。原本費事的作法只要利用罐頭或市售品，做起來非常簡單。

材料（20～25 個份）

埃及皇宮菜粉末	1 大匙
麵粉	200g
砂糖	150g
水	1/3 杯
重碳酸鈉	1 小匙
餡	600g

作　法

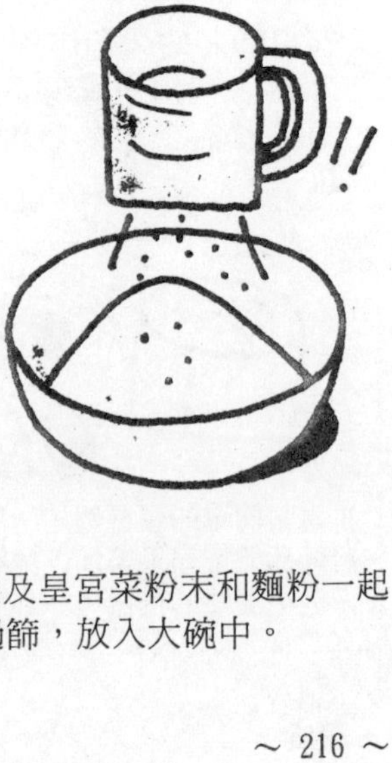

①埃及皇宮菜粉末和麵粉一起過篩，放入大碗中。

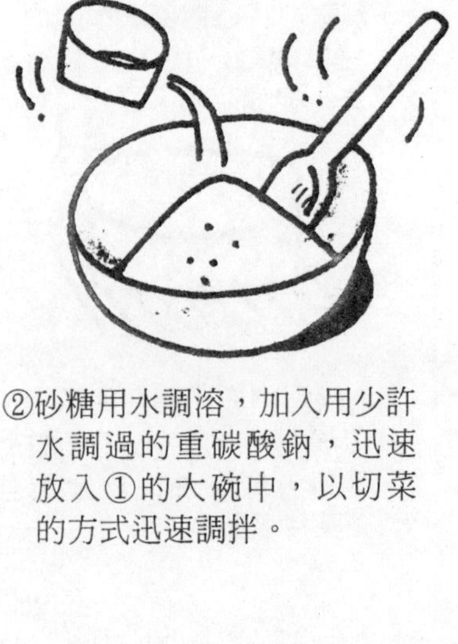

②砂糖用水調溶，加入用少許水調過的重碳酸鈉，迅速放入①的大碗中，以切菜的方式迅速調拌。

埃及皇宮菜饅頭

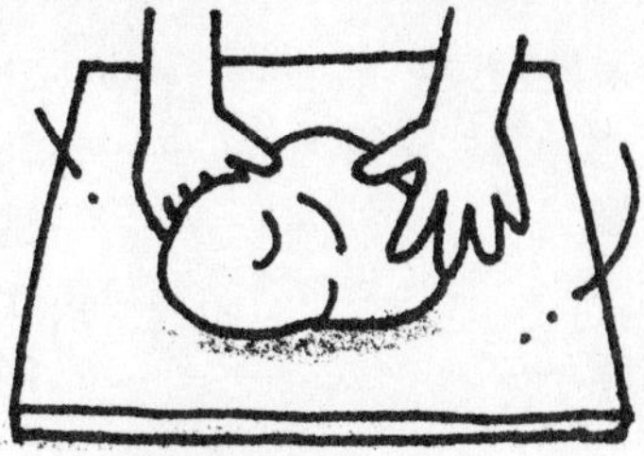

③捏成一糰後，注意不要太粘。在撒上麵粉的板子上迅速揉搓。

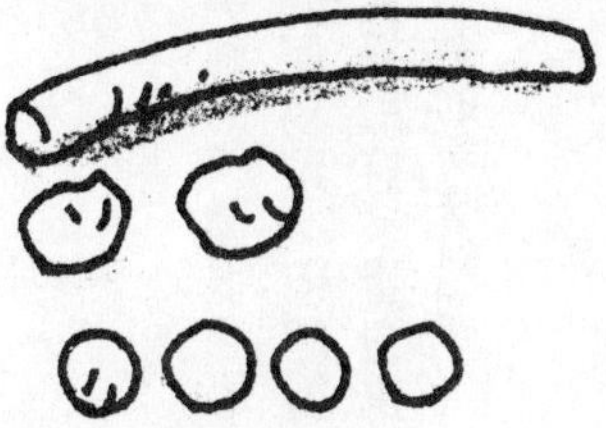

④等到麵糰柔軟後，做成棒狀，再撕成如梅乾般大小，捏成圓形。

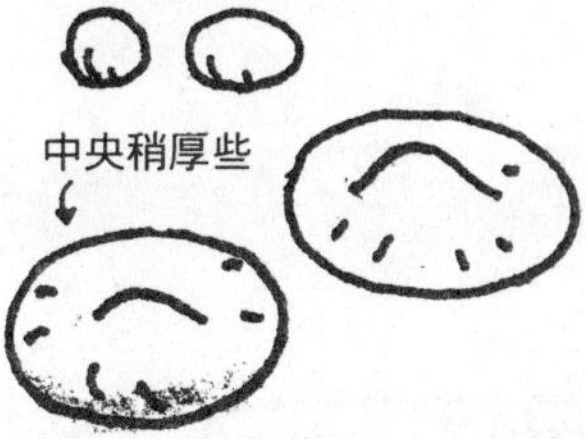

⑤將④置於手掌上壓平，用手指攤開，中央部分要稍厚些。

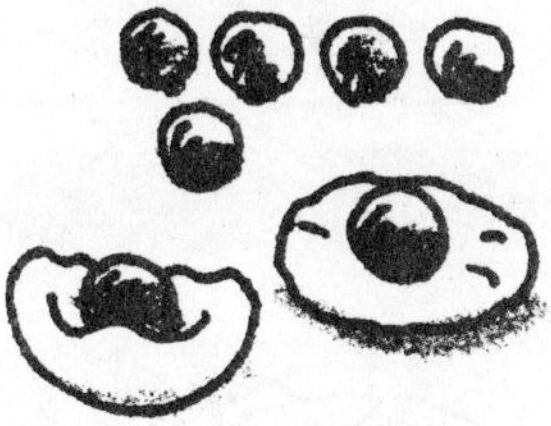

⑥餡捏成如梅乾般的大小，放在⑤的皮的中央，一邊拉邊緣的皮，一邊包起來。

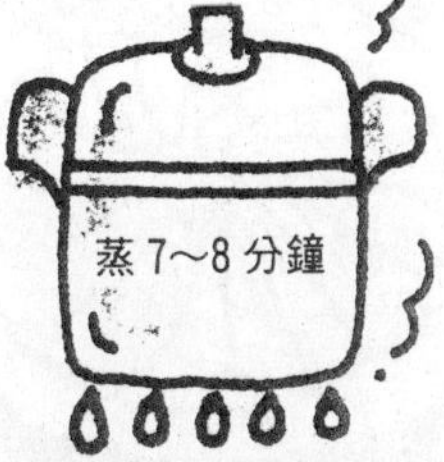

⑦將⑥擺在剪成 20cm 正方形的烘烤布上，放入冒著蒸氣的蒸籠中蒸 7～8 分鐘。

Memo

＊放入中央的餡，可以使用南瓜或栗子等，可加入不同的口味。如果使用芥菜、絞肉等，吃起來也非常美味。

煮

事前的準備很簡單，調理法也很簡單的簡易菜。但絕對不是草率的料理。能攝取許多蛋白質和維他命，是營養均衡的美味料理。

材料（4人份）

埃及皇宮菜	200g
豬肉（薄片里脊肉）	500g
玉蕈	適量
酒	1杯
橙醋	適量

作法

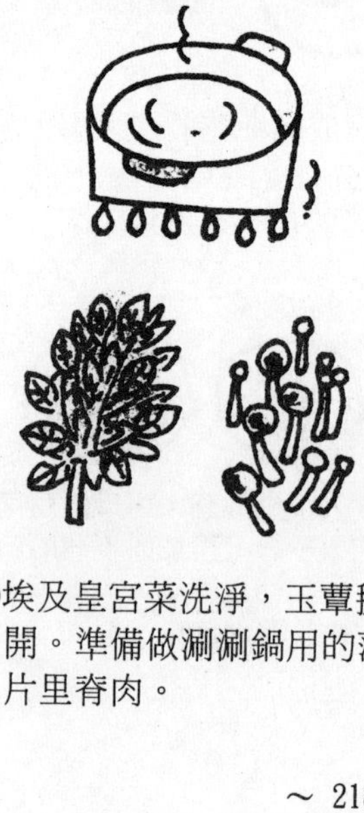

①埃及皇宮菜洗淨，玉蕈掰開。準備做涮涮鍋用的薄片里脊肉。

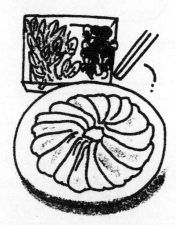

②盤中擺上埃及皇宮菜、玉蕈、豬肉。

埃及皇宮菜簡單鍋

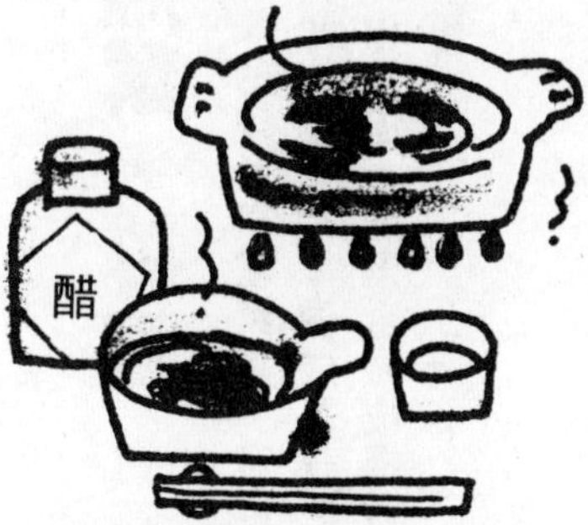

④煮滾後沾橙醋吃。

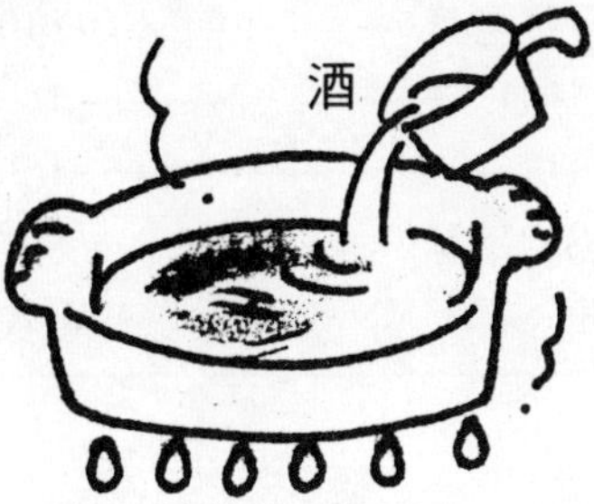

③鍋中放入大量的水，煮滾後倒入酒，再沸騰後，加入1次能吃光的量。

Memo

＊剩下的湯可以放入飯做成什錦飯。加入醬油或蛋，利用個人喜歡的口味調味。

●橙醋

醋	1杯
醬油	1杯
昆布	8cm
柑橘類擠汁	適量

昆布劃幾刀，和其他材料一起入味。

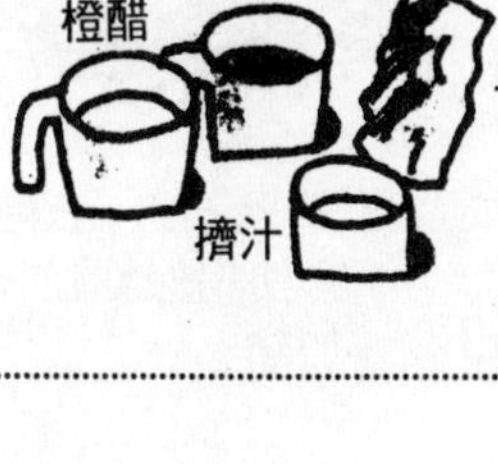

＊使用市售的橙醋就可以了。不過如果有橙或檸檬時，可親手製作橙醋。可一併品嚐自製橙醋的風味。

●檸檬醬油

檸檬	適量
醬油	適量

將檸檬交給每一個人，按照個人喜好將檸檬擠入醬油中當成蘸汁。

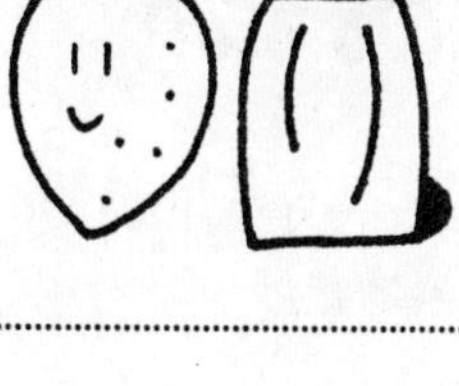

乾燥葉、碎屑

乾燥的埃及皇宮菜葉，可用來炒香魩仔魚、柴魚片，做成風味絕佳的香鬆。淋在飯上或混合做成握壽司，相當受歡迎。

材料

埃及皇宮菜……………………100g
魩仔魚……………………1/2 杯
柴魚片……………………1/2 杯
炒過的芝麻……………………少許
醬油……………………1 大匙

作法

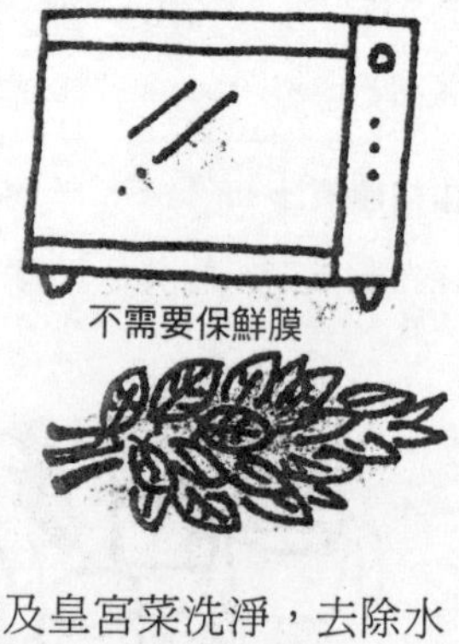

①埃及皇宮菜洗淨，去除水分，不必使用保鮮膜，用微波爐加熱。

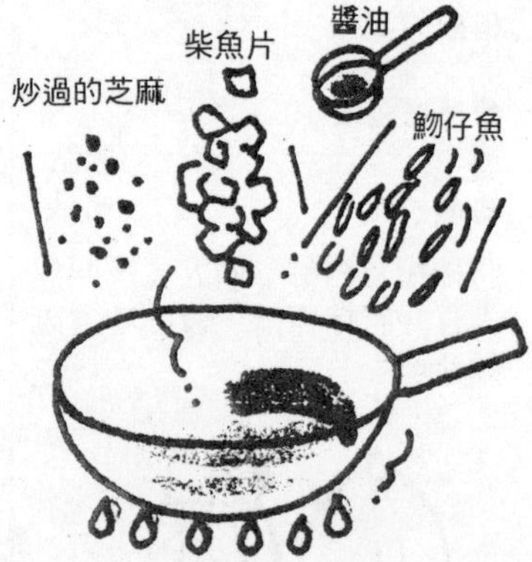

②厚鍋中加入其他材料，用小火慢慢地乾炒。

埃及皇宮菜香鬆

Memo

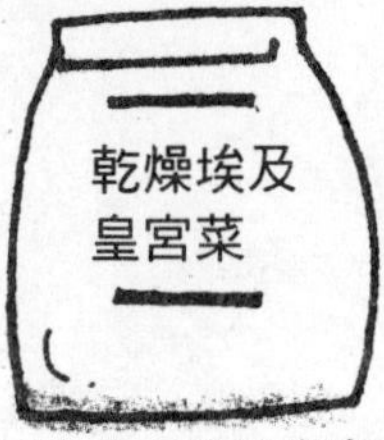

＊市面上也有埃及皇宮菜的乾燥葉，可直接買來使用。

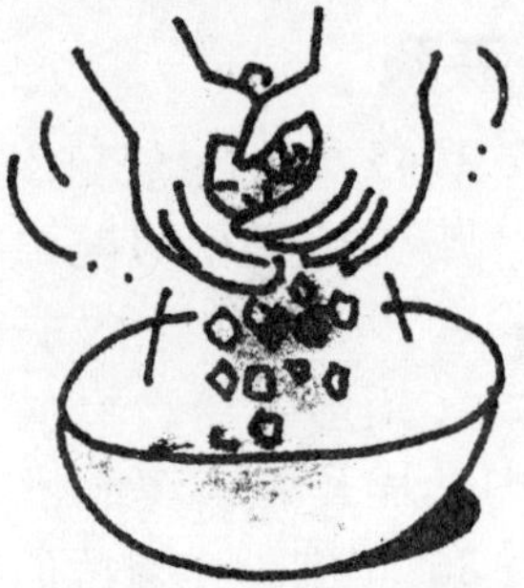

③將①用手揉碎，與②的材料混合。

應用例

組合身邊的素材，做成各種香鬆。

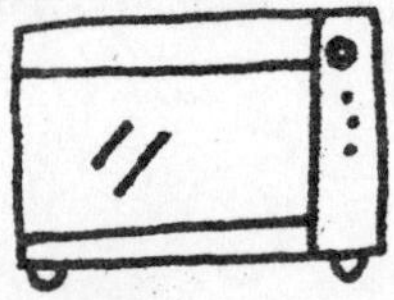

鱈魚子香鬆

①鱈魚子用保鮮膜包住，用微波爐加熱，去除薄皮掰開。
②將①和埃及皇宮菜、炒過的芝麻一起混合，用鹽調味。

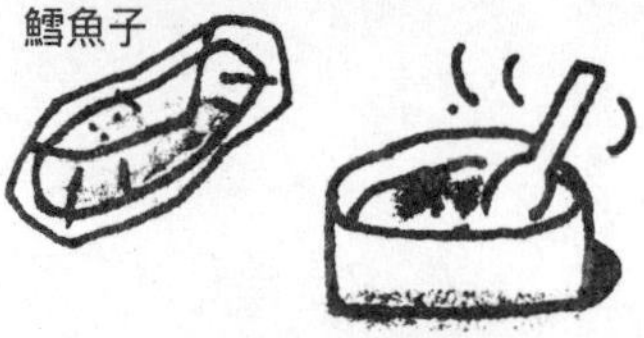

加入海苔及蛋的香鬆

①蛋黃打入碗中，不用保鮮膜，直接放入微波爐中加熱。
②①與乾燥的埃及皇宮菜、剁碎的海苔、炒過的芝麻、鹽一起混合。

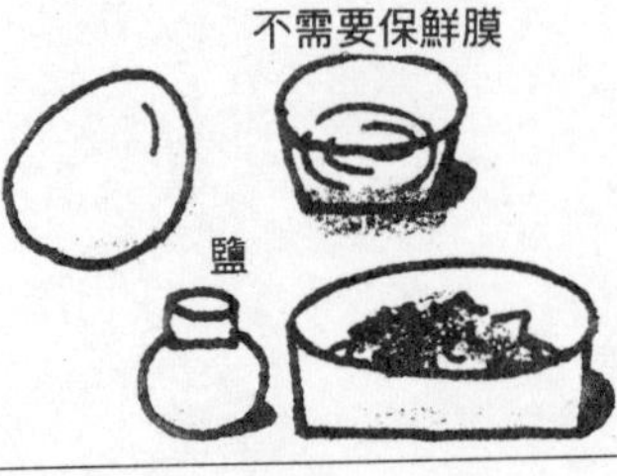

作者介紹

飯森薰

1945 年出生於日本熊本縣。畢業於文化服裝學院設計科。79 年開始和丈夫飯森嘉助（拓殖大學教授）一起致力於埃及皇宮菜的推廣活動。86 年創設「阿拉伯飲食文化會」，擔任埃及皇宮菜料理講師。現在，主持會員組織「埃及皇宮菜協會」。著書有「奇跡的健康蔬菜埃及皇宮菜蔬菜」。

·家庭醫學保健· 電腦編號 30

國家圖書館出版品預行編目資料

蔬菜之王　埃及皇宮菜／飯森薰著／劉小惠譯
——初版——臺北市，大展，民 87
面；21 公分——（家庭醫學保健；22）
譯自：野菜健康法モロヘイヤ
ISBN 957-557-792-2 (平裝)
1. 食物治療　2. 蔬菜
418.913　87000341

蔬菜之王 埃及皇宮菜

ISBN 957-557-792-2

原 著 者／飯　森　薰
編 譯 者／劉　小　惠
發 行 人／蔡　森　明
出 版 者／大展出版社有限公司
社　　址／台北市北投區（石牌）致遠一路二段 12 巷 1 號
電　　話／(02)28236031・28236033
傳　　真／(02)28272069
郵政劃撥／0166955—1
登 記 證／局版臺業字第 2171 號
承 印 者／高星企業有限公司
裝　　訂／日新裝訂所
排 版 者／千兵企業有限公司
電　　話／(02) 28812643
初版 1 刷／1998 年（民 87 年）2 月

定　價／200 元

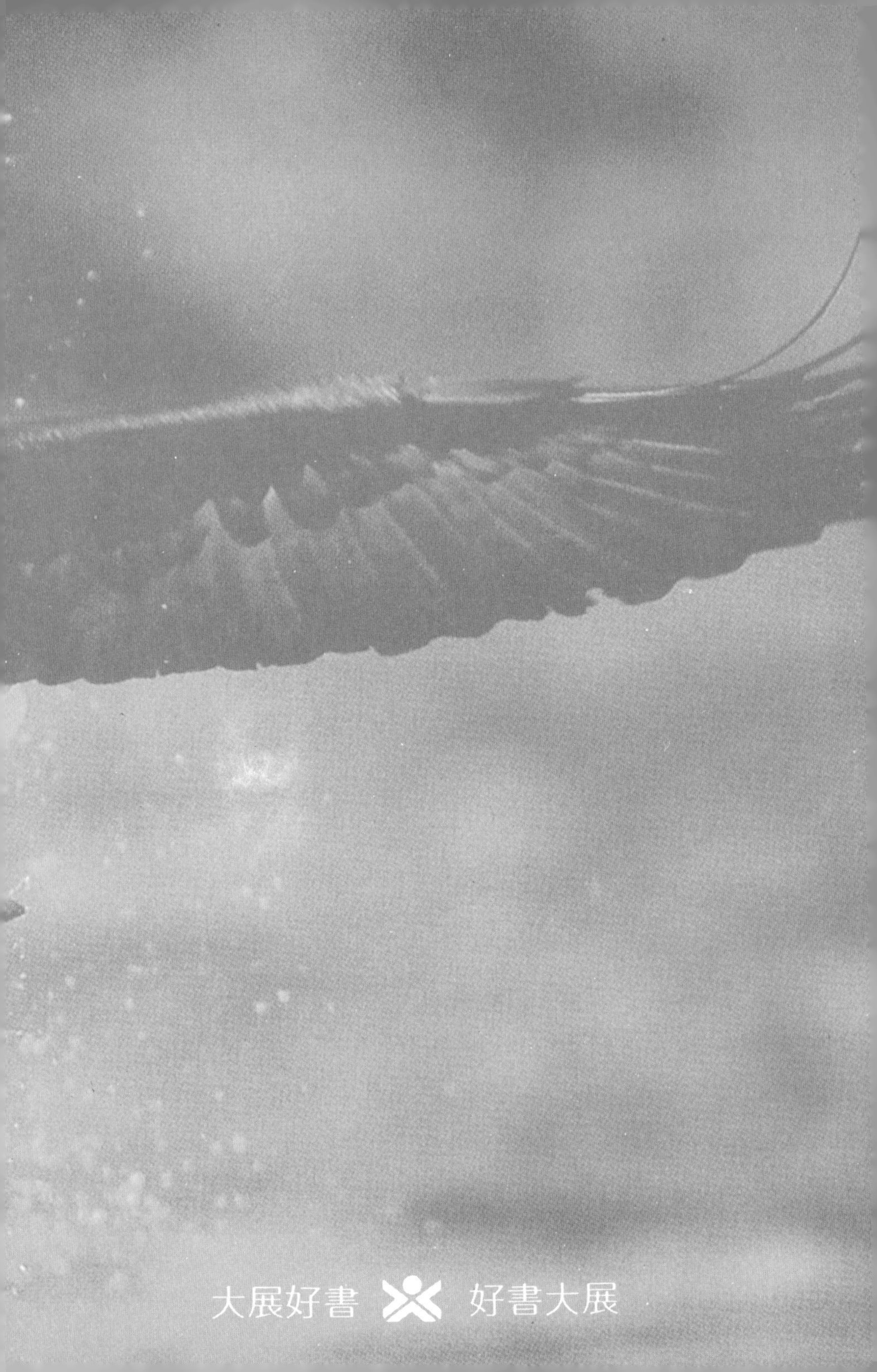
大展好書 好書大展

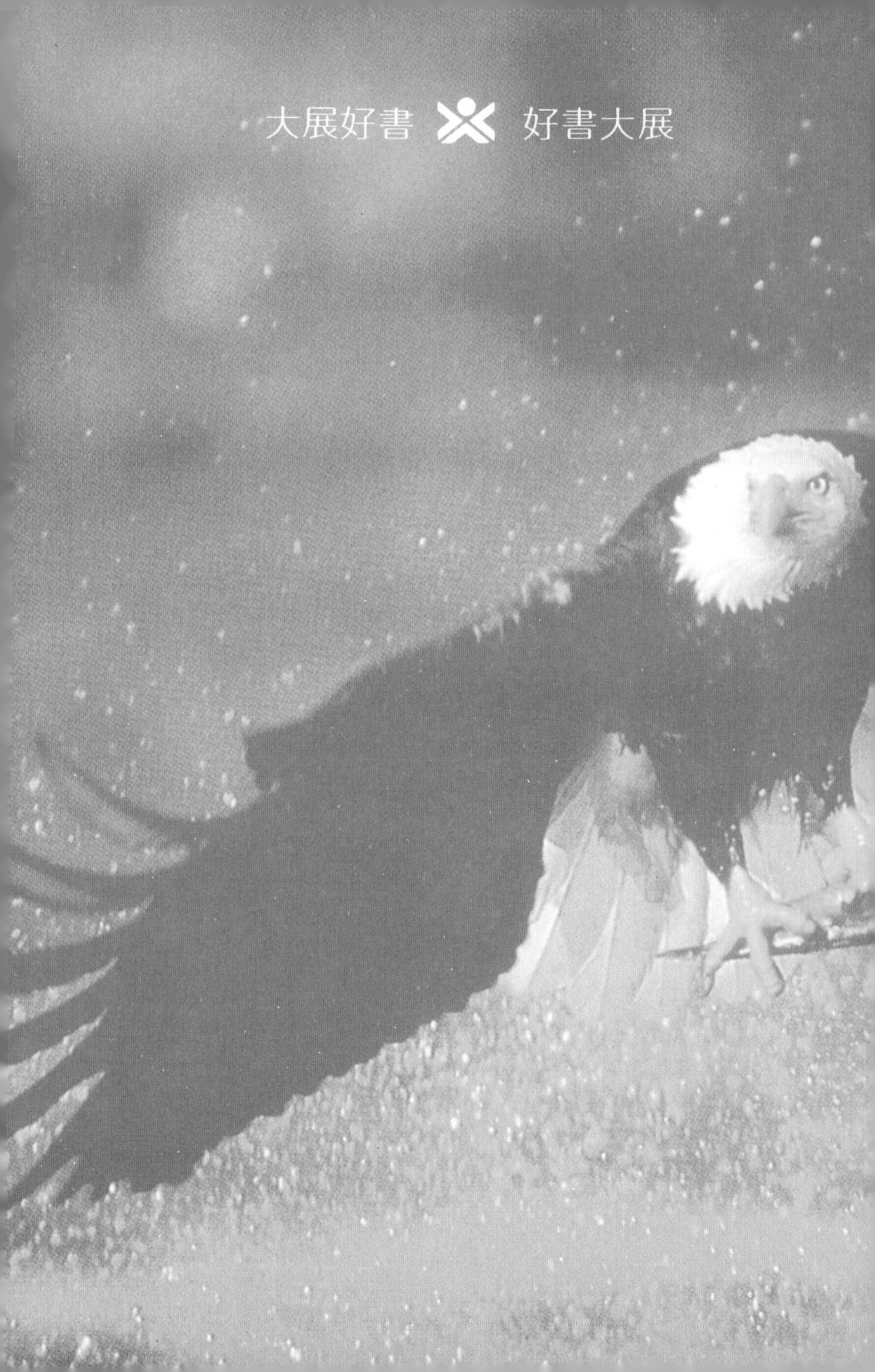
大展好書 好書大展